KB211724

진짜 식사

2

진짜 식사 2

1판 1쇄 인쇄 2024년 10월 15일
1판 1쇄 발행 2024년 10월 22일

지은이 김순렬
펴낸이 이기준
펴낸곳 리더북스
출판등록 2004년 10월 15일(제2004-000132호)
주소 경기도 고양시 덕양구 무원로 6번길 12(행신동, 대흥프라자빌딩) 815호
전화 031)971-2691
팩스 031)971-2692
이메일 leaderbooks@hanmail.net

ⓒ김순렬, 2024(저작권자와 맺은 특약에 따라 검인을 생략합니다)
ISBN 979-11-93555-05-7 03510

리더북스는 독자 여러분의 책에 관한 아이디어와 원고 투고를 설레는 마음으로 기다리고 있습니다.
책으로 엮기를 원하는 아이디어가 있으신 분은 이메일 leaderbooks@hanmail.net로 간단한 개요
와 취지, 연락처 등을 보내주세요.

나이 들수록 더 건강한 사람들의 식단과
100년 건강을 위한 비법 약차

진짜 식사

한의학박사 김순렬 지음

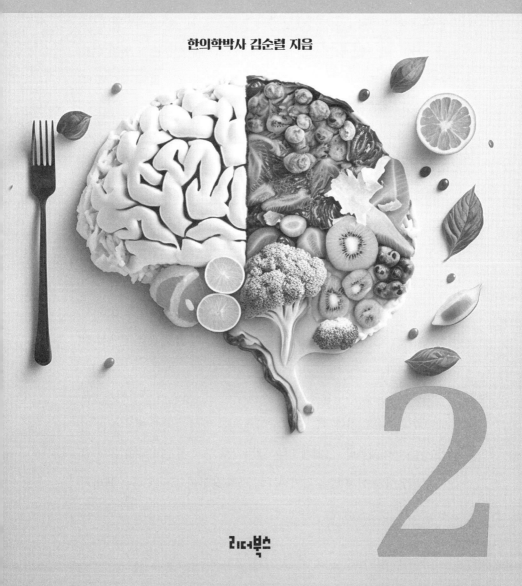

2

리더북스

생물의 동적 평형을 과학적 사유로 풀어낸 후쿠오카 신이치 교수의 저서 《생물과 무생물 사이》를 보면 쉰하이머 박사의 실험 이야기가 나온다. 쉰하이머는 2차 세계대전 중에 미국으로 이주한 유태인인데, 그가 1930년대 후반에 한 실험이 생물학에서는 유명하다. 그 실험의 요지는 '우리가 먹는 음식은 배 속에 들어가서 어떻게 소화 흡수되고 배설되는가?'에 관한 것이다.

그는 방사성동위원소인 중질소가 표시된 로이신이라고 하는 아미노산을 함유한 사료를 성숙한 실험용 쥐에게 3일간 먹였다. 그리고 쥐를 해부해서 그동안 먹은 아미노산이 어디로 갔는지 찾아보았다. 처음에 그는 아미노산이 대부분 분해되어 소변과 대변으로 배출되었을 것이라고 예상했다. 하지만 아미노산은 소변으로 27.4%, 대변으로 2.2%밖에 배출되지 않았다. 그렇다면 나머지는 모두 어디로 간 것일까? 투여된 중질소 아미노산의 무려 56.5%가 온몸의 단백질에 흡수된 것을 확인했다. 3일간 투여된 아미노산이 장벽, 신장, 비장, 간과 혈청에서 발견된 것이다.

이것은 무엇을 의미할까? 우리 몸을 구성하는 세포 속 구성인자들은 매일매일 바뀌고 있다. 즉, 우리가 어제 먹은 밥이 그저께 먹은 밥의 영양 성분을 대체한다. 그저께 먹은 햄버거의 구성 성분이 우리 몸의 일부가 되었다가 어제 먹은 김치찌개의 구성 성분이 그저께 먹은 햄버거의 구성 성분을 밀어내고 우리 몸의 일부가 되는 것이다.

쉰하이머 박사는 지방도 중질소 아미노산과 같은지 실험했다. 지방에는 질소가 함유되지 않아서 이번에는 수소동위체인 중수소를 이용했다. 실험을 마친 그는 논문에 이렇게 썼다. '(에너지가 필요한 경우) 섭취된 대부분의 지방은 연소되고 극히 일부만이 체내에 축적된다고 우리는 예상했다. 그런데 아주 놀랍게도 동물은 체중이 감소할 때조차도 소화 흡수된 지방의 대부분을 체내에 축적하고 있었다.'

필자가 후쿠오카 신이치 교수의 저서 《생물과 무생물 사이》를 읽은 지 10년이 훌쩍 넘었다. 처음 '동적 평형'이란 개념을 보고 깊은 감명을 받아 책을 여러 번 반복하여 읽은 기억이 있다. 필자의 진료 철학의 근간을 만들어 준 것이 바로 이 책이다.

사람은 60조 개가 넘는 세포로 구성된 다세포 생물이다. 세균은 하나의 세포로만 구성되어 있어서 혼자 살고 혼자 죽는다. 하지만 사람과 같은 다세포 생명체는 모든 세포가 동시에 살고 동시에 죽는다. 그 대신 몸집을 키울 수 있고 여러 가지 다양한 기능을 하는 장기를 만들 수 있다. 호흡하는 기관 따로, 소화 흡수하는 기관 따로, 생식기관도 따로, 심지어 생각하는 기관까지 따로 만들어 운용할 수 있다. 그렇게 하려면 에너지가 많이 필요하므로 하루에 2~3번씩 아니 그 이상 음식을 먹어야 한다. 인간의 숙명 같은 것이다.

그만큼 사람에게는 먹는 것이 중요하다. 현대사회는 과학기술이 발달하고 농업 생산성이 획기적으로 향상하면서 역사상 드물게 먹거리가 넘쳐나게 되었다. 아직도 식량이 부족한 국가가 있긴 하지만 우리나라의 경우만 봐도 이렇게 먹을 것이 풍족한 시대는 없었다. 음식이 부족해서 병이 나는 일은 거의 없다. 하지만 이러한 풍족함이 오히려 독이 되고 있다. 먹지 말아야 할 음식들을 과식하다 보니 여러 가지 질병에 시달린다. 탄수화물을 너무 많이 먹어서 당뇨병과 대사질환이 생기고, 육식을 너무 많이 해서 염증과 활성산소의 생성이 증가한다. 술과 담배는 말할 것도 없고, 100년 전만 해도 한반도에 없던 커피 같은 각성제 음료가 지금은 엄청나게 소비되고 있다.

필자가 쉰하이머 박사의 실험을 예로 든 이유는 간단하다. 매일매일 먹는 음식이 우리 몸의 일부가 되기 때문이다. 음식을 어떻게 잘 먹느냐에 따라 우리의 건강상태가 좌우될 수 있다. 인스턴트 음식과 화학적으로 합성된 음식들을 자주 먹다 보면 우리 몸의 건강을 해칠 수밖에 없다. 음식은 자연 그대로 먹는 것이 가장 좋다. 천연의 식품들은 그 속에 수많은 영양분이 있으면서도 그와 반대되는 성질의 영양분도 함께 포함하고 있다. 인삼을 먹으면 열이 오르기도 하고 열이 내리기도 하는데, 열이 많은 사람의 열을 내려주고, 열이 없는 사람은 열을 내도록 해준다. 또한 삼칠삼이라는 식물은 지혈작용을 하는데, 성분 분석을 해보면 혈소판 응집을 방해하여 출혈을 유도하는 물질도 함유하고 있다. 이렇게 식물은 한 가지 성질만 가지고 있지 않고 그때그때 상황에 맞게 우리 몸을 조절해준다.

하지만 약품은 그렇지 않다. 한 가지 성분만 추출한 약물이나 영양제는 그때그때 상황에 맞게 조절하는 기능이 없다. 한 가지 목표만을 위해서 강력하게 작용하므로 그만큼 부작용도 크게 나타난다. 필자의 한의원에 찾아오는 분들과 상담하다 보면 영양제를 한 번에 한 움큼씩 입에 집어넣는다고 한다. 뉴스에는 영양제가 거의 효능이 없다는 내용이 자주 보도되는데도 영양제를 복용하지 않는 사람이 드문 것 같다. 화학적으로 합성한 음식들은 진짜 음식이 아니다. 입에 달고, 맛나고, 칼로리가 높은 음식도 진짜 음식이 아니다. 조금 덜 달고, 조금 덜 맛있고, 먹기에 조금 불편하더라도 진짜 음식, 자연 그대로의 음식을 먹는 것이 우리 몸의 건강한 평형상태를 유지하는 지름길이다.

필자가 유튜브를 시작한 지 10년이 넘었다. 남들보다 조금 일찍 시작한 덕분에 구독자가 65만 명이 넘는 성과를 얻었다. 영상 하나를 만들기 위해 자료 찾기를 몇 날 며칠씩 하면서, 다 알고 있다고 여긴 내용도 새로 배우는 경우가 많았다. 그동안의 성과물들을 한눈에 볼 수 있게 책을 만들어달라는 요청이 있어서 《진짜 식사 1》을 출간하였고 독자들의 사랑을 꾸준하게 받고 있다.

이 책 《진짜 식사 2》는 치매 예방과 저속 노화를 위한 식단, 100년 건강을 위한 비법 약차에 초점을 두었다. 건강을 위해 노력하는 모든 분들께 살아 있는 진짜 음식을 소개할 수 있어서 기쁘다. 여러분이 이 책의 내용을 읽고 조금이라도 더 건강하게 살 수 있다면 더는 바랄 것이 없다.

항상 곁에서 나를 지지해주는 아내 장정은과 자신의 길을 묵묵히 가고 있는 아들 김재우에게 사랑을 전한다.

서초동에서

김순렬

목차

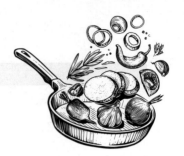

4장

더 젊고 활기차게
살게 하는 비법 약차

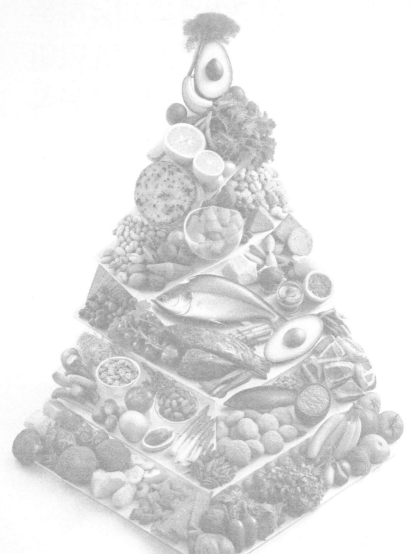

1장

매일 먹으면 치매 걱정이
싹 사라지는 음식

신경병증을 치료하는 영양분이 많이 포함된 음식

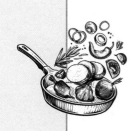

손발 저림과 손끝 발끝 통증의 원인은 혈액순환 장애 때문이다. 엄밀하게 말하면 말초신경의 손상 때문이다. 신경은 중추신경과 말초신경으로 나뉜다. 손과 발이 저리고, 따갑고, 아프고, 무력한 신경병증은 주로 말초신경에서 발생한다. 말초신경병증이 심해서 만성화되면 주변 근육이 모두 쇠약해져 손발 저림과 통증 같은 감각 이상이 발생할 뿐만 아니라 운동능력에도 영향을 미친다. 그 결과로 보행 장애가 오고, 팔과 손가락을 잘 쓰지 못하기도 한다.

신경병증의 원인

신경병증은 신경에 손상이 와서 이상감각 즉 감각이 없어지거나 따끔거림이 느껴지는 것을 말한다. 손과 발에 바늘로 찌르는 느낌이 들고, 저리고, 통증이 심하게 오기도 한다. 머리나 얼굴 심지어 내장에도 통증이 발생할 수 있다.

신경병증의 원인은 다양하다. 가장 흔한 원인은 교통사고로 인한 신경 손상이다. 술을 많이 마셔도 신경 손상이 오고, 대상포진이나 에이즈AIDS 같은 바이러스성 질환의 후유증, 코로나19 감염에 의해서도 신경 손상이 올 수 있다. 특히 코로나19 바이러스는 말초신경 손상이 아닌 중추신경 손상을 유발한다. 그래서 뇌신경 손상으로 인지장애나 파킨슨병과 유사한 증상이 나타나기도 한다.

사고나 감염 같은 외부적 요인뿐만 아니라 내부적인 요인도 있다. 대사증후군이 가장 큰 원인이다. 고혈압, 고콜레스테롤 혈증, 비만, 당뇨병, 신장병 등이 여기에 속한다. 또한 비타민 부족 같은 영양결핍과 드물게는 유전적 요인도 있다. 이 중에서 당뇨병으로 인한 손상이 가장 많다. 당뇨병이 말초신경과 말초혈관을 손상하는 가장 큰 원인이기 때문이다. 하지만 원인 대부분이 '그럴 것이다'라는 추측일 뿐 정확한 원인은 아직 밝혀진 것이 없다.

신경병증을 치료하는 영양분

코큐텐

코엔자임큐10은 '코큐텐[CoQ10]'이라고 줄여서 부른다. 인체 에너지대사에 없어서는 안 되는 조효소 코큐텐은 에너지 생성뿐만 아니라 항산화제로서 인체를 보호하는 영양분이기도 하다.

신경은 그 어떤 세포들보다 에너지를 많이 소모한다. 그래서 뇌, 심장, 신경세포는 끊임없이 에너지가 필요하다. 이때 코큐텐이 부족해지면 에너지를 공급할 수 없다. 특히 신경 손상으로 인해 복구가 필요할 때는 더 많은 에너지가 요구되는데, 에너지가 부족해진 신경은 통증과 손발 저림, 따끔거림, 무감각 같은 신경 증상으로 나타난다.

우리 몸의 말초신경은 에너지가 풍부할수록 재생이 잘 된다. 하지만 우리 몸속의 코큐텐은 나이가 들수록 그 숫자가 줄어들기 때문에 코큐텐이 많이 든 음식을 충분히 섭취할 필요가 있다. 내장육, 지방이 많은 생선, 시금치, 콜리플라워, 브로콜리, 오렌지, 렌틸콩 등에 코큐텐이 많이 들어있으니 충분히 섭취하길 권한다.

비타민B군

비타민B군은 인체 신진대사에 필수적인 영양분으로서, 에너지를 만드는 세포 내 대사 작용에 관여한다. 주로 우리 몸이 탄수화물, 단백질, 지방을 분해해서 에너지를 만드는 데 이용된다. 비타민B군이 부족해지면 피로감이 심하고 빈혈도 생길 수 있다. 손발 저림, 손끝 발끝 통증의 치료에는 비타민B군 중에서 티아민(B1)과 비타민B12가 가장 효과가 뛰어나다. 비타민B1은 주로 염증반응을 차단해서 통증을 없애준다. 대신 비타민B12는 신경의 끝부분을 보존해서 신경병증이 유발되는 범위를 줄인다. 또한 비타민B12는 인체의 에너지 생산능력을 높여 피로를 줄여주는 역할도 한다.

비타민B군이 풍부한 식품으로는 붉은 고기, 가금류, 해산물, 조개류, 달걀, 유제품 그리고 잎의 색이 짙은 채소, 콩, 견과류 등이 있다. 필자가 자주 추천하는 맥주효모에도 비타민B군이 많이 들어있다.

Tip 코큐텐과 비타민B군

코큐텐과 비타민B군은 모두 에너지대사에 관여하는 영양분이다. 손발 저림과 손끝 발끝 통증이 대부분 노인성 질환이므로 에너지대사가 중요하다. 질병을 오래 앓았거나, 나이가 많아서 몸에 기운이 없고 면역력이 떨어질 때는 말초혈관과 말초신경이 쇠약해지고, 염증과 신경 손상이 더 쉽게 생긴다. 말초성 신경병증이 있을 때는 에너지를 풍부하게 공급하는 음식을 섭취해야 한다.

마그네슘

마그네슘은 DNA 생성에 관여하여 수백 가지 화학 반응을 유발하는 미네랄이다. 특히 근육 수축을 돕는 작용을 한다. 마그네슘을 정기적으로 섭취하면 신경통과 당뇨병성 신경병증 및 말초신경병증을 예방하고 치료할 수 있다. 마그네슘이 통증 과정에서 우리 몸의 면역력을 높이고, 통증 경로를 회피하여 우회하도록 돕기 때문이다. 마그네슘은 다크초콜릿, 아보카도, 견과류, 콩, 두부, 통곡물, 등푸른생선, 바나나, 잎이 많은 채소 등에 들어있다.

피쉬오일

피쉬오일Fish oil은 어유(魚油)라고도 부른다. 피쉬오일에는 다량의 오메가3 지방산이 포함되어 있는데, 이 불포화지방산이 항염증 작용을 한다. EPA와 DHA 함량이 높아서 심혈관질환과 치매를 예방하는 효과도 있다. 피쉬오일은 손상된 신경을 복구하고, 근육통과 신경통증을 완화한다. 한 연구에 따르면 생선 기름이 신경 건강을 증진하여 신경이 신호를 더 효과적으로 전송하고, 신경신호가 누락 또는 위축되지 않도록 방지한다고 한다. 신경의 기능을 높여 신경병증의 진행을 늦추는 것이다.

강황

강황은 강력한 항산화 성분인 커큐민을 함유하고 있다. 커큐민은 관절염뿐만 아니라 심혈관질환, 알츠하이머 치매, 우울증 치료에 효과가 있다. 커큐민은 신경병증 치료에도 도움이 되는데, 손과 발의 무감각, 따끔거림과 통증을 완화한다. 한 연구에 따르면 강황이 염증을 촉진하고 만성화시키는 경로를 차단하는 유전자의 발현을 조절한다고 한다. 강황은 차로 만들어 마시거나 카레 요리를 하여 섭취할 수 있다.

커큐민은 체내 흡수가 잘되지 않는 영양소이기 때문에 커큐민을 잘게 부수어 나노화한 제품을 구입해 먹는 것도 한 방법이다.

캡사이신

캡사이신은 고추에서 발견되는 활성 성분이다. 캡사이신 때문에 고추가 맵게 느껴지는 것이다. 고추, 생강, 마늘, 양파, 후추 등의 매운 성분이 혈액순환과 신경을 활성화하는 기능, 심지어 항암 효과도 있다. 매운맛이 인체 세포에 뭔가 일을 하도록 자극을 주기 때문이다. 캡사이신이 우리 몸의 통각수용체인 TRPV1을 무디게 만든다. 캡사이신은 당뇨병성 신경병증으로 인한 통증과 따끔거림에도 효과가 있다. 캡사이신은 크림이나 젤로도 판매하므로 한번 활용해보기를 권한다.

글루타치온

글루타치온은 글루타민, 글리신, 시스테인 등 3가지 아미노산으로 구성된 단백질이다. 글루타치온은 신체 손상을 막는 강력한 항산화제로 질병을 예방하고, 만성 염증을 차단하고, 노화를 방지한다. 글루타치온은 시금치, 아보카도, 아스파라거스, 오크라, 브로콜리, 방울양배추 등의 채소에 많이 들어있으며, 항암제 부작용으로 인한 신경병증 치료에 효과가 강하다. 그 외에도 파킨슨병, 당뇨병, 심장병을 예방하는 효과도 있다.

해열진통제로 유명한 타이레놀은 코로나 팬데믹 이후로 더 많이 판매되었다. 사실 타이레놀은 간독성이 강한 약이다. 타이레놀을 과다 복용하면 간독성이 생기는데 그 이유는 간에서 글루타치온을 과다 소모시켜 글루타치온 고갈을 유도하기 때문이다. 글루타치온이 풍부하면 간 기능이 향상된다.

> 신경병증을 치료하는 영양분이 많이 포함된 음식
> ❶ 코큐텐: 내장육, 지방이 많은 생선, 시금치, 콜리플라워, 브로콜리, 오렌지, 렌

틸콩 등에 함유.

❷ 비타민B군: 붉은 고기, 해산물, 조개류, 달걀, 유제품, 콩, 견과류, 맥주효모 등에 함유.

❸ 마그네슘: 다크초콜릿, 아보카도, 견과류, 콩, 두부, 통곡물, 등푸른생선, 바나나, 잎이 많은 채소 등에 들어있다.

❹ 피쉬오일: 신경의 기능을 높여 신경병증의 진행을 늦춘다.

❺ 강황: 강력한 항산화 성분인 커큐민 함유.

❻ 캡사이신: 고추, 생강, 마늘, 양파, 후추 등의 매운 성분이 당뇨병성 신경병증에 효과가 있다.

❼ 글루타치온: 시금치, 아보카도, 아스파라거스, 오크라, 브로콜리, 방울양배추 등에 함유. 항암제 부작용으로 인한 신경병증 치료에 효과가 있다.

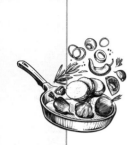

혈관이 막힐 때
몸이 보내는 5가지
대표적인 신호

우리나라 사람 60명 중 한 명은 살면서 최소한 번 이상 뇌졸중에 걸린다고 한다. 뇌졸중의 약 70%는 허혈성 뇌졸중이다. '허혈성'은 피가 잘 통하지 않는다는 말이다. 뇌는 혈액순환이 중요하다. 뇌로 가는 혈관이 좁아지거나 막히면 혈액순환 장애가 발생한다. 뇌졸중은 혈액순환 장애가 가장 심각한 지경 즉 혈관이 아예 막히거나 터진 경우여서 후유증이 심각하게 나타난다. 사지마비, 언어장애, 의식 저하와 같은 치명적인 결과를 가져오므로 무엇보다 예방이 중요하다.

막힌 혈관이 우리 몸에 보내는 위험신호

혈관성 질환들은 진행 속도가 느려서 초기에 증상만으로는 발견하기가 쉽지 않다. 혈관의 협착이 수년간 진행되지만, 증상으로 나타나서 기능 이상이 발생할 때까지는 오랜 시간이 걸리기 때문이다. 이미 몸에 증상이 나타났다는 것은 혈관의 문제가 상당히 진행했음을 의미한다. 하지만 혈관은 우리 몸에 끊임없이 위험신호를 보낸다. 이런 신호를 민감하게 알아차릴 수만 있다면 질병이 더 심각하게 진행되기 전에 막을 수 있다.

뇌졸중 같은 혈관질환을 예방하는 데 필수적으로 알아야 할 '우리 몸이 보내는 신호'에 대해 알아보자.

손발 저림

손발 저림 현상은 대개 말초신경의 손상으로 진단한다. 하지만 이런 증상도 혈관질환의 신호일 수 있다. 말초혈관에 손상이 오면 혈액순환이 나빠져 손발이 차가워지거나 저리는 증상이 나타난다. 특히 발끝까지 뻗어 있는 '족배동맥'에서 느껴지는 맥이 약하면 혈관 이상을 의심해보는 것이 좋다. 족배동맥처럼 말초에 가까운 동맥이 막히는 것은 심장과 뇌로 통하는 동맥이 막히는 것과 거의 같은 결과를 초래하기 때문이다. 말초동맥질환자는 심근경색, 뇌졸중으로 사망할 위험이 건강한 사람보다 6배나 높다는 연구 결과도 있다.

말초동맥질환은 심근경색과 뇌졸중의 위험을 높일 뿐만 아니라 그 자체로도 위험하다. 말초동맥이 막혀버리면 팔다리가 마비되거나, 심

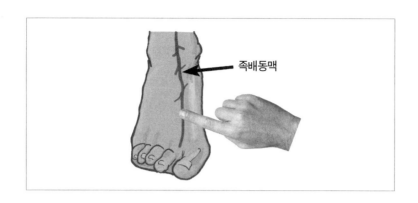

족배동맥

하면 괴사로 진행될 수 있다. 특히 당뇨병이 있는 사람은 더욱 조심해야 한다. 평소에 손발이 차고 저리는 증상이 있는 사람은 족배동맥을 수시로 짚어보는 습관을 들이자. 평소보다 맥박이 약하거나 거칠게 느껴지면 가까운 의원이나 한의원을 찾아 진료를 받아볼 것을 권한다.

간헐적 하지파행증

우리가 걸을 때나 운동할 때 갑자기 다리에 피로감이 생기고 통증이 심해지는 경우를 간헐적 하지파행증이라고 부른다. 보통은 몇 분 정도 휴식을 취하면 증상이 사라지는데 이러한 통증의 원인은 다리 근육의 혈액순환이 나빠지기 때문이다. 삼성서울병원 정형외과 정성수 교수에 따르면 간헐적 하지파행증은 50대 이상이 되면 60~70%가 살면서 한 번 이상 겪는 증상이며 신경과 힘줄에 염증이 생기거나 혈관 장애로 피가 제대로 흐르지 않을 때 나타난다고 한다.

하지의 통증은 주로 척추관 협착으로 많이 발생하지만, 간헐적 하지파행증의 통증은 특히 혈관 장애로 생기는 질환이다. 말초동맥이 지방이나 혈전 때문에 좁아지거나 막혀 다리 쪽에 피가 통하지 않아서 나타나는 것이다. 마치 몽둥이로 세게 얻어맞은 듯한 통증을 느끼게 되고, 다리에 상처가 생겨도 잘 아물지 않고, 피부색이 하얗게 변하기도 한다. 하지만 간헐적으로 나타나고, 잠시 쉬고 나면 증상이 완화되므로 심각성을 느끼지 못하는 경우가 많다. 하지파행증이 나타나면 뇌혈류에도 이상이 있다고 의심해야 한다. 뇌졸중의 전조 증상일 수 있기 때문이다.

이유 없는 마른기침

어느 날부터 인후통이나 콧물 같은 일반적인 감기 증상이 없는데도 마른기침이 지속된다면 심장질환이나 뇌혈관질환을 의심해야 한다. 특히 심부전의 경우 마른기침과 함께 천식과 비슷한 쌕쌕거리는 소리를 동반한다. 심부전증일 때 생기는 기침은 수면 중에 갑자기 발생하지만, 수면 자세를 바꾸면 증상이 완화되는 것이 특징이다. 이런 이유 없는 마른기침이 지속되면서 호흡곤란, 심각한 피로, 하지의 부종이 동반된다면 흉부 엑스레이나 심장 초음파와 같은 정밀 진단을 받아보기를 권한다. 심부전증의 가장 큰 합병증이 뇌졸중이다.

일과성 실명, 일과성 뇌허혈 발작

혈전이 혈관을 완전히 막아버리면 뇌졸중이 온다. 그런데 간혹 완전히 막히지 않고 잠시 막혔다가 저절로 녹아서 곧바로 뚫리기도 한다. 이런 경우는 진짜 하늘이 도운 것이다. 잠시 팔다리가 마비되었다가 풀리거나, 말하지 못하다가 하게 된다. 또한 갑자기 몸이 한쪽으로 기울어지는 증상도 나타나고, 주위가 뱅뱅 도는 것처럼 어지럽기도 하고,

'일과성 실명' 즉 뇌의 혈류 장애로 눈이 갑자기 보이지 않다가 잠시 후에 다시 보이기도 한다. 이런 증상은 대부분 24시간 이내에 사라져서 미니 뇌졸중이라고도 부른다. 통계에 의하면 증상이 사라진 후 수일에서 수개월 안에 뇌졸중이 다시 발생할 확률이 20% 가까이 된다고 한다. 이런 증상을 겪은 5명 중 1명은 뇌졸중이 오는 것이다. 일과성 실명이나 일과성 뇌허혈 발작을 한 번이라도 겪었다면 반드시 혈관 건강에 더 신경을 써야 한다.

원인 모를 턱과 잇몸의 통증

보통 턱이나 잇몸이 아프면 치과를 찾아간다. 그런데 치과에서 이상이 없다고 할 때는 허혈성 심장질환을 의심해야 한다. 심장에 영양을 공급하는 관상동맥 혈류 장애로 인해 흉통이 잘 발생한다. 이 흉통이 주변으로 확산하는 연관통을 일으킨다. 보통은 왼쪽 어깨나 겨드랑이 부분이 아프지만, 간혹 턱이나 목까지 통증이 넓게 퍼지기도 한다. 치과 증상이 아닌데도 턱이나 잇몸의 통증이 지속된다면 방치하지 말고 심혈관질환이나 뇌혈관질환에 대비해야 한다.

막힌 혈관이 보내는 대표적인 위험신호
❶ 손발 저림: 말초신경 손상, 족배동맥 관찰 필요.
❷ 간헐적 하지파행증: 갑자기 다리에 피로감이 생기고 통증이 심해질 때.
❸ 이유 없는 마른기침: 심부전증이 있을 때 마른기침이 증가한다.
❹ 일과성 실명, 일과성 뇌허혈 발작: 뇌의 혈류 장애로 인한 미니 뇌졸중 증상.
❺ 원인 모를 턱과 잇몸의 통증: 관상동맥 혈류 장애로 인한 흉통의 연관통.

막힌 혈관을 뚫어주는 대표 음식

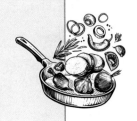

인체 내의 혈관 길이는 12만km에 이른다. 인천에서 미국 로스앤젤레스를 6번 왕복하는 거리다. 혈관을 싸고 있는 혈관벽은 3층 구조로 수축과 이완을 통해 우리 몸의 신진대사에 필요한 혈액을 공급한다. 이렇게 상상을 초월하는 규모를 가진 혈관이 우리 몸속에 있다는 사실이 참 신기하고 놀랍다. 하지만 혈관의 어느 한 부분이라도 제대로 기능하지 못하면 우리 몸에는 심각한 문제가 발생한다.

혈관 건강과 혈액순환에 도움이 되는 음식

단삼

단삼은 한약 처방에 주로 사용되는 약재다. 단삼은 말린 뿌리를 사용하는데, 심혈관질환과 어혈질환 그리고 수면 장애에 탁월하다. 항혈전 작용이 있어서 혈전을 방지하고 혈액순환을 돕는다. 피가 부족할 때 먹는 한약 처방의 대명사가 사물탕인데, 단삼 하나에 사물탕 효능이 모두 들어있다. 또한 단삼은 진정작용, 진통작용도 있어서 심장이 두근거리거나 불안할 때도 효능이 있다. 그래서 불면증에도 많이 사용한다.

인터넷에 검색하면 단삼을 판매하는 곳이 많다. 단삼만 달여서 차로 마시거나, 생강과 대추를 함께 넣어 단삼·생강·대추차로 만들어 먹으면 효과가 더욱 좋다. 1:1의 비율로 4~8g씩 배합하고, 물 500~1,000cc에 함께 끓여 10% 정도 졸여서 먹으면 된다. 혈액순환이 잘되지 않거나 여기저기 아프고 저릴 때 하루 1~2번 복용하면 딱 좋다. 항혈전약을 복용하는 사람은 약효가 과해질 수 있으니 반드시 주치의와 상의해야 한다.

당근

당근의 붉은색은 베타카로틴 성분 때문이다. 베타카로틴이 당근에 풍부한 비타민C, E와 함께 혈관과 인체 조직을 산화시키는 활성산소를 제거하여 혈관의 탄력이 유지되도록 도와준다. 특히 잎이 달려있는 당근을 추천한다. 당근의 잎에 뿌리보다 2배나 많은 베타카로틴이 들어있다. 또한 당근 잎에는 타우린과 피롤리딘 같은 알칼로이드 성분이 있어서 면역력을 높여주는데 뛰어나다. 당근은 잎과 함께 복용하자.

생강

생강은 혈액순환을 촉진하는 음식에서 빠지지 않는 재료다. 그만큼 강력한 효능이 있다. 생강뿐만 아니라 강황, 계피, 마늘, 양파 등도 혈액순환을 촉진한다. 이들의 공통점은 매운맛을 가진 음식들이라는 것인데, 매운맛이 우리 몸의 세포를 자극해서 기능을 활성화한다. 매운 음식을 먹고 나면 눈물, 콧물, 땀으로 범벅되는 이유는 혈액순환이 자극되기 때문이다.

특히 생강은 앞에서 소개한 단삼처럼 혈소판의 응집을 방해하여 혈액순환을 원활하게 도와줌으로써 심근경색과 뇌경색을 예방한다. 생강은 위장의 혈액순환뿐만 아니라 우리 몸 전체의 혈액순환을 돕는다. 몸이 찌뿌둥할 때 따뜻한 생강차 한 잔 마시는 습관을 들이자.

비트

비트의 성분 중 하나인 베타레인은 비트에 붉은색을 띠게 할 뿐만 아니라 항산화제 및 항염증제 작용이 있다. 비트는 질산염의 훌륭한 공급원인데, 건강에 좋지 않은 가공육에서 발견되는 질산염과는 다른 성분이다. 비트에서 발견되는 질산염은 산화질소(NO)로 환원되어 순환계로 흡수된다. 그래서 혈관을 이완시키고 확장하여 혈압을 내려준다. 비아그라의 주작용이 PDE5 효소를 억제하여 산화질소의 양을 증가시키고 혈액을 모으는 것인데 그 산화질소가 바로 이 산화질소와 같은 것이다.

수많은 연구에서 비트 뿌리가 심혈관 건강에 유익한 효과를 주는 것으로 나타났다. 비트를 매일 섭취하는 것이 혈압을 낮추기 위해 병원을 찾는 것보다 더 낫다고 한다. 비트는 소화기 건강에도 도움이 되고, 변비와 치질, 게실염을 예방한다. 또한 비트는 뇌로 가는 혈류를 증가시켜 뇌기능을 향상하고 치매를 예방하는 효과도 있다. 혈액순환이 잘되면 대부분의 병을 예방하고 치료한다.

등푸른생선

혈관질환에 좋은 음식을 꼽을 때 항상 거론되는 것이 꽁치, 고등어, 삼치, 청어, 정어리, 방어, 전어 등의 등푸른생선이다. 그 이유는 등푸른생선에 함유된 불포화지방산인 오메가3 지방산 때문이다. 오메가3 지방산이 응고된 혈전을 녹이고 혈중 콜레스테롤 농도를 낮추는 효과가 있다. 그래서 나쁜 콜레스테롤이 혈관벽에 달라붙는 것을 막아준다. 오메가3 지방산이 동맥벽을 감싸고 있는 근육을 이완하고, 혈류를 증가시키고, 심장박동을 조절해서 심장 건강에 큰 도움을 준다.

등푸른생선을 조리할 때는 열에 직접 가열해서 굽지 않는 것이 좋다. 그 이유는 열을 가하면 불포화지방산이 유실되기 때문이다. 등푸른생선은 조림과 같이 간접적으로 열을 가하는 형태로 조리해서 먹어야 혈관 건강에 더 유익하다.

Tip 연어

심장 건강에는 연어가 좋다. 연어에는 오메가3 지방산이 풍부하다. 특히 연어에는 아스타잔틴이라는 성분이 함유되어 있다. 아스타잔틴은 주로 새우와 게, 연어처럼 붉은색을 띤 해산물에 들어있는 성분이다. 아스타잔틴은 루테인, 지아잔틴처럼 눈 건강에 좋은 성분으로 알려져 있으며, 황반변성이나 눈의 피로에 도움이 된다. 강력한 항산화력이 있어서 눈 건강뿐만 아니라 콜레스테롤을 내리고, 혈관을 청소하고, 염증반응을 차단하기 때문에 치매, 뇌졸중, 심장병과 같은 심뇌혈관질환에도 효과가 있다. 아스타잔틴의 항산화력은 베타카로틴의 5배, 코큐텐의 800배, 비타민C의 6,000배라고 한다. 해산물은 푸른색과 붉은색으로 골라 먹기를 권한다.

불포화지방산은 기름을 직접 복용해도 좋다. 생선을 먹기가 힘들 때는 들기름이나 아마씨유, 대마종자유를 하루 1~2스푼씩 먹는 습관을 들이자. 이 외에도 부추와 양파, 마늘의 유화알릴, 미역과 다시마의 요오드, 카레의 커큐민, 토마토의 라이코펜, 검정콩의 이소플라빈, 블루베리의 레스베라트롤 등이 모두 혈관을 청소하고 혈액순환을 돕는 성분들이다.

막힌 혈관을 뚫어주는 대표 음식

❶ 단삼: 사물탕 효능, 항혈전 작용, 진정 및 진통 작용.
❷ 당근: 혈관의 탄력 증가, 잎과 함께 복용하면 더욱 좋다.
❸ 생강: 혈액순환 촉진, 혈소판 응집 방해, 매운 향신료가 혈액순환을 촉진한다.
❹ 비트: 질산염 풍부, 산화질소 증가, 혈액순환 촉진.
❺ 등푸른생선: 오메가3가 혈전을 녹이고, 혈관 근육 이완 및 혈관염을 억제한다.

이것을 먹는 순간
혈관이 청소된다

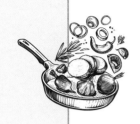

어딘가 아파서 병원에 가면 "혈액순환이 잘 안 돼서 그렇습니다"라는 말을 듣곤 할 것이다. 피가 잘 돌지 않으면 모든 병의 원인이 된다. 머리 끝에서 발끝까지 혈관이 없으면 산소 공급이 안 된다. 저산소 환경에서 세포가 파괴되고, 염증이 생기고, 암 줄기세포가 자라서 암 덩어리를 만든다. 튼튼하고 깨끗한 동맥혈관을 유지한다는 것은 심장마비와 뇌졸중을 예방하는 것 외에도 온몸의 건강을 유지하는데 필수조건이다.

동맥이 막힌 것을 알기 힘들다

영국심장재단에 따르면 동맥혈관이 막히거나 좁아졌는데도 우리가 그것을 쉽게 알 수 없다고 한다. 협심증으로 가슴에 통증이 심해지거나 다리를 절뚝거리는 파행 정도의 증상이 나타나야 그 사실을 비로소 알 수 있다. 심장이나 동맥혈관에 문제를 인지할 때쯤이면 이미 병이 많이 진행된 것으로 보아야 한다. 그래서 무슨 병이든 발병된 후에 고치는 것보다 발병되기 전에 예방하는 것이 훨씬 낫다.

동맥혈관을 청소하는 음식

등푸른생선

등푸른생선에 풍부한 오메가3 지방산이 혈중 콜레스테롤을 감소시키고 혈전을 방지한다. 지방이 풍부한 생선을 즐겨 먹는 사람들이 심혈관질환이 적다고 한다. 청어, 참치, 송어, 고등어, 연어를 먹으면 좋다.

감귤류의 과일

동맥경화증이 있을 때 감귤류의 과일을 섭취하면 수축기 혈압이 상당히 감소한다. 동맥이 좁아지는 협착증에도 효과가 있다.

18세기 대항해 시대에는 몇 달씩 배를 타고 여행하는 경우가 많았다. 이때 알 수 없는 출혈 증상들이 나타났는데, 그것은 비타민C가 부족해서 발생한 괴혈병이었다. 그런데 레몬을 배에 싣고 다니기 시작하면서 괴혈병이 사라졌다. 그만큼 비타민C가 혈관 건강에 중요하다. 비타민C가 콜라겐 형성에 꼭 필요하기 때문이다.

감귤류에 풍부하게 들어있는 점성 식이섬유^{Viscous fiver}가 혈관 내에 발생하는 혈전을 예방한다. 오렌지, 레몬, 자몽, 감귤을 많이 먹으면 좋다.

호두

예일대학 예방의학센터의 보고에 따르면 호두가 동맥혈관의 탄력을 증가시킨다고 한다. 또한 스페인 연구진의 실험 결과를 보면 하루 8개의 호두를 복용할 경우 혈관 손상을 회복하는 효과가 올리브오일보다 훨씬 뛰어나다고 한다.

아마씨

아마씨^{Flaxseed}는 흔히 먹는 음식은 아니지만 자주 먹으면 건강에 이롭다. 아마씨에는 많은 효능이 있다. 그중 동맥혈관을 청소하는 효능이 가장 크다. 아마씨에는 혈관 건강을 증진하는 오메가3 지방산, 식이섬유, 식물성 에스트로겐이 풍부하다. 아마씨는 들기름과 함께 가장 많은 오메가3 지방산을 함유하고 있으므로 자주 먹을 것을 권한다.

강황

혈관 건강을 위해서 빼놓을 수 없는 음식이 강황이다. 강황은 강력한 항산화 작용이 있기 때문이다. 강황의 주성분인 커큐민이 그 역할을 한다. 카레 음식을 자주 먹으면 심장병과 동맥혈관 질환을 예방할 수 있다.

혈관을 청소하는 비법 약차의 재료

단삼

동맥의 혈관벽을 청소하고, 혈전을 예방하고, 혈액을 맑게 하는 비법 약차의 첫 번째 재료는 단삼 Salvia miltiorrhiza이다. 한방에서 가장 중요하게 생각하는 것이 기(氣)와 혈(血)이다. 우리가 기운 없을 때, 에너지가 부족할 때, 세포의 재생이 잘 안될 때, 면역력이 떨어질 때 부족한 것이 기(氣)인데, 이것이 만들어지도록 영양분을 보충해주는 것이 혈(血)이다. 사실상 피가 닿지 못하면 우리 몸의 세포는 살아남을 수 없다. 그래서 머리끝부터 발끝까지 피가 닿지 않는 곳이 없어야 한다.

혈액 속에는 모든 영양분과 산소가 들어있다. 산소가 공급되지 못하는 곳을 저산소 환경이라고 한다. 바로 그곳에 염증이 생기고 암이 발생한다. 피가 맑지 못해도 비슷한 결과를 초래한다. 이렇게 혈액을 온몸 구석구석 공급하는 것을 보혈(補血)한다고 하고, 혈액 속에서 찌꺼기를 없애고 피를 맑게 유지하는 작용을 한방에서는 활혈(活血)한다고 한다. 보혈과 활혈 작용을 모두 가진 약재가 바로 단삼이다.

당귀

당귀는 사물탕 재료 중 하나로 유명하다. 그만큼 보혈 작용이 크다. 당귀 속에는 비타민B12와 엽산이 풍부하여 적혈구의 상태를 개선하고, 철분 결핍으로 인한 빈혈에 좋은 효과가 있다. 동맥경화로 인한 협심증에 사용하면 혈관을 확장하여 진통 효과가 있고, 혈전을 녹여서 혈관이 막히는 것도 예방한다.

계피

앞에서 설명한 단삼과 당귀가 혈액의 양을 늘리고 혈전과 같은 노폐물을 제거하는 작용이 강하다면, 계피는 혈관을 확장하는 역할을 한다. 혈관이 넓어져야 혈액순환이 원활해지기 때문이다. 또한 계피는 혈당을 내리는 작용도 있다. 계피는 성질이 따뜻하다. 그래서 평소 손발이 차고 몸이 냉하거나, 배가 차서 발생하는 설사에 좋다. 또한 계피는 혈관을 확장하여 성기능을 왕성하게 해준다.

단삼, 당귀, 계피를 각각 4~8g씩 배합하고, 500~1,000cc의 물에 끓이고 10% 정도 졸이면 비법 약차가 완성된다. 매일 100ml의 양을 2~3회 복용하면 동맥혈관을 청소하고 혈액순환을 개선하여 뇌졸중과 심혈관질환 예방에 큰 도움이 된다.

혈관을 청소하는 음식과 비법 약차
❶ 동맥혈관이 막히는 것을 미리 알기는 힘들다.
❷ 등푸른생선: 오메가3 지방산이 풍부하다.
❸ 감귤류: 비타민C 풍부, 혈관 건강에 좋다.
❹ 호두: 혈관의 손상을 회복시킨다.
❺ 아마씨: 오메가3, 식물성 에스트로겐이 풍부하다.

❻ 강황: 커큐민, 강력한 항산화 작용.

❼ 비법 약차: 단삼·당귀·계피.

중년과 노년의
혈관 건강에 좋은 간식

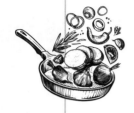

중년과 노년에는 특히 혈관 건강에 신경을 써야 한다. 2020년 119 구급서비스 통계를 보면 심정지와 심혈관, 뇌혈관질환 등 혈액순환 관련 건수가 무려 26만 건 이상으로 나타났다. 심혈관계 질환의 유병률을 연령대별로 살펴보면 40대보다 50대 이상의 유병률이 2.5배, 60대 이후에 4배 이상 빠른 속도로 증가하고 있다. 심장질환은 연령이 증가할수록 연령별 사망률도 증가한다. 특히 70대 이후부터는 발병 시 사망률이 무려 80% 이상에 달한다.

마흔 이후에는 심장질환 예방에 더 신경을 써야 한다

최근에는 4~50대의 심혈관계 질환이 점점 증가하는 추세에 있다. 4~50대의 사망원인은 주로 심장마비인데 돌연사 비율이 20%를 차지한다. 그중 중년 남성 돌연사의 80%는 급성 심근경색이 원인이다. 급성 심근경색은 혈액 속 지질 양이 비정상적으로 많아지는 '이상지질혈증'과 혈압이 정상범위보다 높아지는 '고혈압'이 있으면 발생 위험이 훨씬 커진다. 이상지질혈증과 고혈압의 주된 원인은 콜레스테롤이다. 그래서 중년과 노년의 간식은 콜레스테롤을 낮춰서 혈관을 깨끗하게 하는 음식을 선택해야 한다.

혈관 건강에 좋은 간식

견과류

아몬드, 호두, 피스타치오, 땅콩 등의 견과류에는 불포화지방산 외에 식이섬유가 풍부하다. 탄수화물, 단백질, 비타민B, E, 미네랄, 식물성 스테롤, 폴리페놀 등 항산화 성분과 항염증 성분을 많이 함유하고 있다. 이 성분이 혈관 건강을 유지하고 세포 노화를 막는다. 또 견과류에 풍부한 오메가3 지방산이 치매 예방에 도움을 준다.

견과류는 포만감을 주어서 다이어트에도 도움이 된다. 미국 하버드대학교 연구팀이 20년간 30여만 명을 대상으로 실험한 결과 견과류를 매일 섭취한 사람은 비만이 될 위험이 23% 낮아지는 것으로 나타났다.

특히 견과류의 섭취와 운동을 병행할 때 더 큰 체중감량 효과를 보였다.

고구마

고구마는 혈관에 좋은 간식이다. 고구마의 식이섬유는 혈중 콜레스
테롤 수치를 낮추는 데 도움을 준다. 특히 고구마에는 저항성 전분이
풍부하여 당분이 빠르게 흡수되는 것을 막는다. 또한 칼륨이 많이 함
유되어 혈압을 내리고, 스트레스를 줄이고, 피로를 막는 작용도 한다.

고구마의 효능은 이뿐만이 아니다. 중년 이후에는 노안으로 눈이 침
침해지는데, 고구마에 풍부한 비타민C가 눈의 피로를 덜어주고 활성
산소를 감소시켜 눈의 노화를 막아주는 역할을 한다. 또한 고구마에는
베타카로틴이 풍부하여 눈의 망막에 존재하는 감광색소인 로돕신의
재생을 촉진하여 각종 안과 질환을 예방하고 눈 건강을 개선하는 데 효
과적이다.

특히 보라색이 강한 자색 고구마는 강력한 항산화 효능이 있는 안토
시아닌이 풍부하여 DNA 손상을 감소시키고 보호하는 효능이 있다.
안토시아닌은 활성산소를 제거하고 염증을 예방하는 효능이 강한 폴

리페놀 계열의 항산화제다.

고구마는 중년 여성에게도 좋은 간식이다. 여성들의 경우 50대가 되면 갱년기로 고생하는 경우가 많은데, 고구마의 식물성 에스트로겐 성분이 에스트로겐을 보충해서 갱년기 증상을 완화한다.

베리류 과일

나쁜 콜레스테롤을 없애는 데 도움이 되는 음식 중에 스트로베리, 블루베리 같은 베리류가 있다. 딸기는 나쁜 콜레스테롤인 LDL 콜레스테롤 수치를 낮추는 수용성 섬유질인 펙틴 성분이 풍부하다. 블루베리에는 프테로스틸벤이라고 하는 독특한 성분이 함유되어 있는데 이 성분이 콜레스테롤 수치를 낮추고 혈액순환을 원활하게 하여 고혈압, 동맥경화, 뇌경색 등 혈관 관련 질환을 예방한다.

그뿐만 아니라 베리류에 풍부한 레스베라트롤 성분이 혈관을 강화하고 혈액 속의 노폐물을 제거하여 혈관을 튼튼하게 만든다. 레스베라트롤이 산화질소의 합성효소를 상향 조절하여 산화질소의 생체 이용률을 높인다. 그래서 혈관을 확장하고 혈액순환을 돕는다. 비아그라의 주요 효능이 바로 산화질소의 효율을 증가시키는 것으로 혈관이 확장되고 혈액이 모이게 한다. 맛도 좋고 혈관 건강에도 좋은 베리류 과일은 50대 이상의 혈관 건강에 최고의 간식이다.

근육에 좋은 간식

우유

50대 이후에는 혈관 건강 못지않게 체력을 관리해야 한다. 50대 이후에 체력이 급격하게 떨어지는 이유 중 하나는 근육과 근력의 감소 때문이다. 그래서 충분한 단백질 섭취가 중요하다.

뼈와 근육에 좋은 간식 하면 우유를 빼놓을 수 없다. 우유에는 단백질이 풍부하여 노화에 따른 근육량 감소를 막아준다. 우유에는 뼈를 튼튼하게 하는 칼슘 외에도 지방, 탄수화물, 미네랄 등 건강에 좋은 영양소들이 많이 들어있다. 하지만 장이 약한 사람은 우유를 못 마시는데 그 이유는 유당 분해효소가 없기 때문이다. 이럴 때는 우유 대신 두유나 발효시킨 요구르트를 먹어도 무방하다. 다만 설탕이 첨가된 것은 오히려 건강을 해칠 수 있다. 딸기우유, 바나나우유, 초콜릿우유처럼 향과 당이 들어있는 것은 삼가야 한다.

달걀

달걀은 양질의 단백질 덩어리 그 자체다. 달걀 속에 들어있는 필수 아미노산이 근육 형성에 매우 중요하다. 특히 류신이 풍부해서 근육 합성을 돕는다. 또 달걀 속에는 뇌신경을 활성화하는 콜린 성분이 풍부하다. 이 콜린 성분이 기억력과 학습 능력에 관여하여 뇌신경의 퇴행성 변화를 방지한다. 콜린은 치매 예방을 위해서 꼭 필요한 성분 중의 하나다. 그뿐만 아니라 달걀에는 눈의 망막을 보호하는 루테인과 지아잔틴 성분도 풍부하다. 그래서 달걀은 노안으로 눈이 침침해진 사람에게 좋은 간식이다.

하지만 많은 사람이 콜레스테롤 때문에 달걀 섭취를 꺼린다. 예전에는 달걀 속 콜레스테롤이 심장 건강에 나쁜 영향을 미칠 수 있다고 했지만, 최근 연구를 보면 달걀 속에 있는 식이성 콜레스테롤은 혈중 콜레스테롤 수치를 높이지 않는다는 주장이 더 많다. 오히려 달걀 속 항염증, 항산화 성분과 혈관 확장에 도움이 되는 아르기닌 성분 덕분에 심장 건강에 도움이 된다는 주장이 설득력을 얻고 있다. 출출할 때 먹는 하루 2~3개의 달걀은 건강을 위한 최고의 간식이다.

달고 짠 음식은 피하라

간식을 선택할 때는 나트륨 함량이 높은 음식이나 당분의 함량이 높은 음식은 꼭 피할 것을 권한다. 음식이 달고 짜야 맛있긴 하지만 이런 음식은 내 몸을 살찌우고 혈관을 파괴하는 주요 원인이라는 점을 꼭 기억하자.

중년과 노년의 혈관 건강 및 근육에 좋은 간식

❶ 견과류: 풍부한 불포화지방산과 비타민, 폴리페놀이 혈관 건강을 유지하고 세포 노화를 막아준다.

❷ 고구마: 풍부한 비타민C와 베타카로틴, 안토시아닌 성분이 활성산소를 제거한다. 식물성 에스트로겐 성분이 여성의 갱년기 증상을 완화한다.

---

❸ 베리류 과일: 풍부한 레스베라트롤 성분이 산화질소의 합성을 돕고 생체 이용률을 높여서 혈액순환에 좋다.

❹ 우유: 50대 이후 손실되는 뼈와 근육을 보충한다.

❺ 달걀: 콜린 성분이 뇌신경의 퇴행성 변화를 막아준다. 루테인과 지아잔틴이 풍부하여 시력을 보호한다.

❻ 달고 짠 간식은 삼가는 것이 좋다.

건망증이 사라지고 치매를 예방하는 '이것'

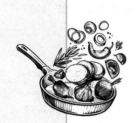

미국 마이애미대학교 연구진이 발표한 결과가 흥미롭다. 65세 이상 노인 120명을 4년간 추적 조사한 결과 혈중 카페인 농도가 51% 낮은 사람들이 더 많은 치매 증상을 보였다고 한다. 또한 우리나라의 서울대와 한림대 연구진도 비슷한 조사를 했는데, 하루에 커피를 2잔 이상 마시는 사람들이 알츠하이머 치매에 걸릴 위험이 적다는 사실을 발견했다. 그 이유는 커피를 마시면 뇌 기능이 향상되기 때문이다.

커피의 카페인과 당분이 뇌신경을 흥분시킨다

뇌는 당분을 좋아한다. 커피에 약간의 설탕이나 시럽을 타서 마시면 커피의 카페인과 당분이 힘을 합쳐서 뇌신경을 더욱 흥분시킨다. 커피를 마시면 잠깐 뇌 기능이 폭발적으로 향상되어 뭔가 일이 잘 풀리지 않거나 아이디어가 떠오르지 않을 때 도움이 된다. 커피의 카페인은 중추신경을 흥분시키는 아드레날린 분비를 촉진하여 혈압을 올리고 호흡량을 증가시킨다. 이에 더해서 설탕이 뇌신경에 추가 에너지를 공급하여 뇌 기능을 끌어올린다.

뇌신경이 흥분해야 집중력과 인지능력 향상

뇌신경이 흥분하고 에너지가 증가하면 집중력과 인지능력이 향상된다. 점심 식사 후에 나른한 몸을 깨우고 추가 활력을 원한다면 잠깐 눈을 붙이거나 커피를 한 잔 마시는 것이 좋다. 커피를 공복에 마시거나 설탕 혹은 시럽을 첨가하지 않으면 신경만 흥분하고 에너지 공급이 되지 않는 결과를 초래하여 활력보다는 일시적 허탈이나 불안감이 더 증가할 수 있다. 카페인이 교감신경을 흥분시키기 때문이다. 교감신경이 흥분해야 활력이 생기지만, 과흥분하면 불안증이나 공황장애 같은 자율신경실조증으로 발전한다.

호주 사우스오스트레일리아대학 연구진은 커피를 과하게 마시면 뇌에 손상이 올 수 있다고 발표했다. 하루 6잔 이상 커피를 마시는 사람들은 2잔 이하로 마시는 사람들에 비해 기억력을 관장하는 해마의 부피가 작았다. 하루 6잔 이상 커피를 마시면 치매에 걸릴 위험이 53%나 높아진다고 한다. 커피를 너무 많이 마시는 것은 오히려 해가 될 수 있다는 점을 숙지하자.

커피의 카페인은 두통을 완화한다

커피의 카페인은 혈압을 올리고 혈당을 증가시킨다. 그래서 평소 혈압이 낮거나 기립성 저혈압으로 고생하는 사람에게는 커피가 건강음료일 수 있다. 대신에 블랙커피를 마시면 안 되고 설탕이나 시럽을 꼭 타서 마셔야 한다.

카페인은 뇌신경을 활성화하기 때문에 두통이나 편두통에도 효과가 있다. 하지만 녹차, 에너지드링크, 초콜릿에 들어있는 카페인과는 다르게 오직 커피의 카페인만이 두통을 완화해주는 작용이 더 강하다. 두통으로 괴로운 사람은 꼭 참고하자.

집중력과 기억력 향상

긴장되고 집중이 안 될 때 "머릿속에 안개가 낀 것 같다"라고 표현한다. 이것을 '브레인 포그 Brain fog'라고 부른다. 이 안개를 싹 없애주는 것이 커피의 카페인이다. 카페인이 중추신경을 흥분시키기 때문이다.

ADHD가 있는 아이나 성인에게 처방되는 일부 약은 주성분이 카페인이다. 뇌신경을 흥분시키면 집중력이 높아진다. 그래서 공부 잘하게 하는 약으로 편법 처방되기도 한다. 하지만 이런 종류의 약은 약효가 너무 강해서 뇌신경 손상 같은 부작용이 있다. 약을 복용할 때는 항상 주의해야 한다. 공부할 때 집중력이 필요하다면 커피에 설탕이나 시럽을 타서 진하게 한 잔 마시는 것이 더 효과적이다.

커피가 뇌신경을 활성화하면 좋아지는 능력이 또 하나 있다. 그것은 바로 기억력이다. 커피를 마시면 기분도 좋아지고 기억력도 좋아지는 일석이조의 효과가 있는 셈이다. 그러나 단기기억에만 효과가 있다. 장기기억이 필요하면 반복해서 암기하면 된다. 기억력이 좋아지면 건망증이 없어지고 결과적으로 치매가 예방된다.

커피의 또 다른 효과는 내장지방을 태우는 것이다. 커피의 카페인은 면역력을 향상시키는데, 그 이유는 항산화제인 폴리페놀이 풍부하기 때문이다. 그래서 간 기능을 개선하고, 심혈관질환을 예방하고, 소화기의 건강을 증진한다.

커피와 함께 복용하면 좋은 석창포·인삼 약차

석창포는 백복신, 원지 등과 함께 총명탕의 주재료로서 기억력, 불면증, 우울증에 많이 처방되는 약재다. 계곡의 바위틈에서 자라기 때문에 돌석(石) 자를 붙여서 석창포라고 부르고, 뿌리를 약재로 사용한다. 석창포의 주성분인 유게놀과 베타아사론 성분이 뇌세포의 칼슘 유입을 차단하여 뇌신경을 보호하고, 뇌신경을 진정시켜 긴장을 풀어주고 집중력을 높인다. 대신 부교감신경을 강화하여 소화액의 분비를 촉진하고, 위장의 이상 발효를 억제하고, 장관 평활근의 경련을 완화하여 과민성대장증후군을 치료하는 효능이 있다.

인삼은 면역력 향상 효과가 있는데 그중에 중요한 것이 세포 재생을 돕는 것이다. 사람이 머리가 나빠진다는 것은 뇌세포가 파괴되어 뇌세포의 숫자가 줄고 있다는 말과 같다. 인삼이 뇌세포의 재생을 도와준다.

석창포와 인삼을 1:1로 배합하여 약차를 만들어보자. 소화 흡수와 혈액순환을 돕는 생강과 대추를 추가하면 더욱 좋다. 석창포, 인삼, 생강, 대추를 각각 4~8g씩 배합하고, 500~1,000cc 물에 넣고 끓여 10% 정도 졸인다. 하루 100ml씩 2~3회 복용하자. 커피 한 잔과 석창포·인삼 약차를 섞어서 칵테일을 만들어 마셔도 되고, 두 가지 차를 번갈아 마셔도 좋다.

단, 수면 장애가 있거나, 심장이 두근거리거나, 불안 증상이 있거나, 속쓰림, 설사가 있는 사람은 커피를 마시지 않는 것이 좋다.

커피의 카페인은 건망증과 치매를 예방한다
❶ 커피의 카페인: 두통, 스트레스를 완화한다.
❷ 하루 6잔 이상의 커피를 마시면 치매 위험이 증가한다.

커피와 함께 복용하면 좋은 석창포·인삼 약차
❶ 석창포: 뇌신경의 긴장을 풀어주고 집중력을 향상시킨다.

❷ 인삼: 뇌세포의 재생을 돕는다.

❸ 커피와 석창포·인삼 약차를 함께 복용하면 건망증과 치매를 개선한다.

치매를 예방하는
들기름

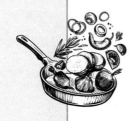

　　중앙치매센터에 따르면 2022년 우리나라 노인 인구는 약 1,315만 명이고 그중 치매로 추정되는 환자 수는 96만여 명이다. 노인 인구의 약 7.3%가 치매를 앓고 있다. 치매는 노화와 관련이 있어서 일단 한번 발병하면 치료가 어렵다. 이미 뇌세포의 숫자가 줄어들기 시작하면 더 이상 회복하기가 힘들기 때문이다. 그래서 치매는 미리미리 예방하는 습관을 들여야 한다.

음식이 뇌 건강에 큰 영향을 준다

뇌 기능을 건강하게 유지하는 것만큼 중요한 것은 없다. 다행스럽게도 우리가 먹는 음식이 치매 예방에 도움을 주므로 매일 먹는 식단에 치매 예방을 위한 다양한 영양소를 포함해야 한다. 예를 들면 식이섬유와 미네랄, 항산화물질, 비타민 같은 영양소가 대표적이다. 이 영양소들이 뇌세포를 건강하게 유지하고 치매 발병 위험을 감소시킨다.

채소와 과일 특히 시금치와 케일 같은 짙은 초록색 잎채소와 블루베리, 포도, 오렌지, 자몽 등은 강력한 항산화 작용이 있어 뇌세포의 손상을 줄인다. 또한 녹차에 들어있는 항산화물질은 인지 기능을 개선하고 치매의 위험을 감소시킨다.

이와 함께 뇌 건강에 도움이 되는 기름도 있는데 바로 오메가3 지방산이다. 특히 연어, 참치, 고등어 등은 오메가3 지방산이 풍부하다. 오메가3 지방산은 뇌세포의 구조와 기능을 강화하는 데 도움을 준다.

육고기와 달걀도 단백질과 비타민B12를 공급해서 뇌 활동에 중요한 역할을 한다. 또한 녹색 채소와 견과류에 풍부한 식이섬유와 비타민E도 뇌 혈류를 증진하고 뇌세포를 보호하는 데 뛰어나다.

치매를 예방하는 들기름

오메가3 지방산

들기름에는 오메가3 지방산이 풍부하게 들어있다. 엄밀하게 말하면 리놀렌산이 들어있는데, 그중 알파 리놀렌산을 약 50~60%가량 함유하고 있다. 알파 리놀렌산은 불포화지방산인 오메가3 지방산으로, 체내에서 EPA와 DHA로 전환되는 성분이다. 우리 몸은 약 60조 개의 세포로 구성되어 있는데 하나하나의 세포가 모두 건강해야 진짜로 건강한 것이다. 이 모든 세포의 막을 구성하는 필수물질 두 가지가 바로 EPA와 DHA다. 이 두 성분이 세포막의 포스포리피드층에 자리를 잡고 세포막의 투과성을 높이고 생리활동이 원활하도록 돕는다. 그래서 염증반응을 억제하고 건강한 심혈관과 뇌 기능을 유지해준다.

오메가3가 부족하면 기억력, 판단력 등과 같은 인지능력이 저하되고, 우울증, 심장질환, 관절염뿐만 아니라 암에 걸릴 확률도 높아진다. 오메가3의 기능을 한마디로 정리하면 세포막의 염증을 막아주는 것이다. 염증은 모두 세포막에서부터 시작된다. 오메가3 지방산이 세포막을 튼튼하게 하고, 혈관과 뇌신경에 발생하는 여러 가지 염증 질환을 막아준다.

DHA가 베타 아밀로이드 생성을 억제

미국 루이지애나주립대학 연구진에 따르면 오메가3 지방산인 DHA가 알츠하이머병 환자의 뇌에서 플라크 생성을 초래하는 베타 아밀로이드 생성을 억제한다고 한다. 또 인간의 뇌에서 DHA의 유도체인 NPD1Neuroprotein D1이라는 물질을 발견했다고 하는데, 이 NPD1이 뇌신경세포의 생명을 유지하는 역할을 한다. 또한 DHA는 뇌뿐만 아니라 눈의 망막에도 고도로 집적되어 있음을 발견했다. DHA가 망막의 염증을 차단해서 시력 저하와 황반변성 같은 안과 질환에도 효과가 있다.

부산대학교 식품영양학과에서 들기름과 올리브유, 옥수수기름 등 지방산 조성이 다른 3가지 식물성 기름을 사용해서 치매에 미치는 영향을 연구했다. 치매를 유발하는 베타 아밀로이드 단백질이 생겨서 인지능력이 떨어지도록 유도된 실험 쥐에게 세 가지 기름을 먹였다. 그 결과, 들기름이 인지능력 손상을 가장 효과적으로 개선했다고 한다.

들기름은 잠자기 전에 복용

들기름은 잠자기 전에 밥 먹는 스푼으로 한 스푼 정도 먹는 것이 가장 좋다. 잠을 자는 동안에 신체 기능이 회복되기 때문이다. 특히 뇌의 면역세포인 미세아교세포^{Microglia}의 복원 작용이 수면 중에 더 활발히 이루어진다. 영국 로체스터대학교 의학센터 연구진에 따르면 미세아교세포는 뇌신경 세포 사이의 연결 관계를 정비하고, 감염을 퇴치하고, 손상을 복구하는 일을 한다. 그런데 사람이 깨어 있거나 스트레스를 받게 되면 노르에피네프린이라는 신경 흥분 물질이 분비되는데, 이것이 미세아교세포의 뇌신경 복원 작용을 방해한다. 그래서 치매를 예방하려면 잠을 잘 자야 한다.

> **Tip** 치매 예방약
>
> 필자가 한의원에서 노인들을 진료하다 보면 뇌 영양제를 많이 먹고 있다. '치매 예방약' 혹은 '기억력 개선제'라고 부르는 약이다. 이것이 콜린알포세레이트다. 연간 처방액이 5,000억 원이 넘는다고 한다. 콜린알포세레이트의 주성분이 콜린이다. 콜린은 동물성 단백질인데 고기, 생선, 달걀 등에 많이 들어있다. 그런데 콜린을 과량 섭취하게 되면 뇌경색이나 뇌출혈 같은 중풍 질환에 걸리기 쉽다. 그래서 뇌 영양제로 알려진 콜린알포세레이트를 장기간 다량 섭취하게 되면 중풍

발생이 증가한다.
서울대학교 가정의학과 이경실 교수에 따르면 콜린알포세레이트를 복용한 환자는
복용하지 않은 사람보다 뇌졸중, 뇌경색, 뇌출혈 위험이 각각 43%, 34%, 37%
더 높았다고 한다. 뇌 영양제라고 무턱대고 복용하지 말고 치매 예방은 자연 그
대로의 음식으로 할 것을 권한다.

기억력 향상에 좋은 마그네슘

마그네슘은 우리 몸의 에너지를 만드는 미토콘드리아 기능에 꼭 필요한 영양소다. 근육의 긴장을 완화하고 신경의 긴장도 풀어준다. 연구에 따르면 뇌의 마그네슘 수치가 높아지면 장기 및 단기기억 그리고 작업 기억력이 모두 향상된다고 한다.

치매를 예방하는 음식을 먹고 반드시 해야 할 것이 있다. 바로 운동이다. 뇌를 건강하게 보존하려면 반드시 운동해야 한다. 운동신경이 좋아지면 자율신경도 좋아지고, 기억력도 좋아지고, 치매도 예방되기 때문이다.

치매를 예방하는 들기름

❶ 들기름에 풍부한 오메가3 지방산: 심혈관과 뇌신경의 염증을 억제한다.
❷ DHA가 뇌신경의 노폐물인 베타 아밀로이드 생성을 억제한다.
❸ 들기름은 잠자기 전에 복용하는 것이 가장 좋다.
❹ 치매를 예방하는 가장 좋은 습관은 운동이다.

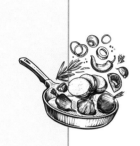

치매 예방에
해로운 음식과
좋은 음식

치매는 세상에서 가장 슬픈 뇌질환이다. 치매 증상이 진행되면 가족뿐만 아니라 자신마저 잊어버리기 때문이다. 뇌의 일정 부분이 퇴화, 위축되면서 생기는 질병이 치매다. 기억력, 언어 능력과 같은 인지 기능에 문제가 생겨 일상생활을 제대로 수행하지 못한다. 치매는 운동이나 두뇌 훈련 등과 같은 예방법이 있는데 그중에서 '음식'을 통한 예방법을 알아보자.

치매는 뇌 건강과 직결되어 있다

치매는 병의 명칭이 아니라 다양한 질환으로 인해 나타나는 증상을 통칭하는 증후군이다. 대표적으로 알츠하이머병이라고 불리는 '노인성 치매'와 중풍과 같은 뇌졸중 때문에 생기는 '혈관성 치매'가 있다. 치매는 뇌 건강과 직결되어 있다. 우리의 뇌는 섭취하는 음식의 영향을 크게 받는다. 어떤 음식을 먹느냐에 따라 뇌가 좋아지기도 하고 나빠지기도 한다. 그래서 뇌의 퇴화, 위축을 방지하고 건강하게 살려면 음식에 신경을 써야 하는 것이다. 실제로 식습관만 바꿔도 치매를 예방하는 효과가 있다는 연구 결과가 많다.

치매 예방에 해로운 음식과 좋은 음식을 알아보자.

치매 예방에 해로운 음식

치매를 예방하는 음식을 챙겨 먹는 것보다 더 중요한 것은 치매에 해로운 음식을 먹지 않는 것이다. 아무리 좋은 음식도 치매에 나쁜 음식의 해로움을 이길 수 없기 때문이다. 치매에 해로운 음식은 뇌 건강, 혈관 건강에 나쁜 성분이 가득하다. 대표적으로 포화지방, 트랜스지방이 포함된 음식들이다. 포화지방과 트랜스지방은 혈관에 해로운 나쁜 콜레스테롤 LDL을 증가시킨다.

기름기가 많은 음식

돼지비계, 삼겹살, 튀긴 과자, 베이컨, 소시지 등에는 기름기가 많다. 실제로 튀긴 음식을 지속해서 먹인 쥐의 뇌에서 알츠하이머를 유발하는 화학물질인 베타 아밀로이드가 증가한다는 연구 결과가 있다. 단백질 섭취를 위해 육식을 하더라도 고지방 부위는 삼가고, 조리법도 기름에 튀기는 방법은 피하는 것이 낫다.

패스트푸드

햄버거, 피자, 라면과 같은 패스트푸드는 탄수화물과 나트륨 함유량이 높다. 가공식품에는 혈관에 염증을 유발하는 성분이 다량 포함되어 있으니 될 수 있으면 섭취하지 않기를 권한다.

당 함유량이 높은 인스턴트 음식

대표적으로 과자, 케이크, 아이스크림, 빵, 콜라 등이 있다. 당분의 나쁜 점을 딱 하나 들라고 하면 염증반응을 증가시킨다는 것이다. 당분은 우리 몸 구석구석에 염증을 유발한다. 특히 뇌신경 주변의 혈관들은 섬세하여 염증에 취약하다. 그래서 당분을 너무 많이 섭취하면 뇌신경과 혈관에 염증이 증가하고 기억력과 인지력이 저하된다. 과자, 라면, 감자튀김 및 탄산음료 같은 고당분이 든 음료수를 멀리하기만 해도 치매 예방에 큰 도움이 될 것이다.

치매 예방에 좋은 음식

불포화지방산

불포화지방산은 '좋은 기름'이어서 혈관 건강에 도움이 된다. 불포화지방산은 혈관을 막는 나쁜 콜레스테롤인 LDL의 양을 줄이고, 혈관을 청소하는 좋은 콜레스테롤 HDL을 증가시킨다. 뇌는 혈관을 통해 산소와 영양분을 공급받기 때문에 혈관 건강이 좋지 않으면 자연스레 뇌건강도 나빠지면서 동시에 치매 발병률이 높아진다. 그래서 혈관 건강에 좋은 불포화지방산을 섭취하는 것이 치매 예방에 효과적이다. 불포화지방산이 풍부한 대표적 음식은 올리브오일, 들기름, 신선한 견과류, 등푸른생선, 연어 등이 있다.

잎이 많은 녹색 채소

녹색 채소는 항산화물질을 풍부하게 함유하고 있다. 혈액 속에 항산화물질이 많을수록 치매의 위험성을 낮춘다. 특히 녹색 채소에 풍부한 엽록소가 좋은 효능을 낸다. 엽록소는 식물이 광합성을 통해서 영양분을 얻는 식물성 색소다. 식물은 엽록소에서 물, 산소, 태양빛으로 포도당을 만든다. 사람은 산소를 운반할 때 헤모글로빈을 이용한다. 사람의 헤모글로빈과 구조가 비슷한 엽록소를 녹색 혈액이라고 부른다. 헤모글로빈은 중심에 철이 있고 엽록소는 마그네슘이 있다. 그래서 마그네슘이 부족한 사람에게 녹색 채소가 좋다. 또한 엽록소는 신진대사를 촉진하고, 좋은 콜레스테롤 수치를 상승시키고, 인슐린 저항성을 낮춰주는 효능이 있다. 엽록소가 풍부한 대표적인 녹색 채소는 양상추, 브로콜리, 시금치, 셀러리, 케일 등이 있다.

과일

뇌 건강에 좋은 항산화 성분은 채소뿐만 아니라 과일에도 함유되어 있다. 딸기, 라즈베리, 블루베리 같은 과일이 뇌 건강에 좋다. 특히 블루베리에 함유된 레스베라트롤 성분은 체리, 가지, 땅콩, 호장근 등에도 풍부하다. 레스베라트롤의 강력한 항산화 작용과 항염증 작용이 뇌 신경 세포의 신호전달을 촉진하여 기억력이 향상된다.

콜린

뇌신경을 보호하고 자극하는 영양분 중에서 콜린을 빼놓을 수 없다. 알츠하이머 치매의 경우에 뇌신경 세포가 손상되면서 기억과 학습을 담당하는 신경전달물질인 아세틸콜린의 양이 크게 줄어든다. 그래서 아세틸콜린의 재료가 되는 콜린 함유 음식을 많이 먹으면 좋다. 콜린은 콩, 깨, 효모, 보리, 브로콜리, 양배추, 고등어, 참치, 연어, 달걀, 파프리카에 많이 들어있다.

콜린은 뇌신경을 보호하고 치매를 예방하는 중요한 영양분이지만 방광을 수축시키는 작용이 있어서 소변을 자주 보는 빈뇨가 있는 사람은 삼가는 것이 낫다. 또한 뇌 부활약 혹은 치매 예방약으로 알려진 콜린알포세레이트 제제는 치매를 예방하는 효과보다 뇌질환 발생 위험이 더 크다고 하니 뇌졸중, 뇌경색, 뇌출혈 위험이 있는 사람은 멀리해야 한다. 뭐든 자연 그대로가 가장 좋다.

치매 예방에 해로운 음식

❶ 포화지방, 트랜스지방: 튀김, 베이컨, 소시지

❷ 패스트푸드: 햄버거, 피자, 라면

❸ 인스턴트 음식: 과자, 아이스크림, 빵, 감자튀김, 탄산음료

치매 예방에 좋은 음식

❶ 불포화지방산: 올리브오일, 들기름, 견과류, 등푸른생선, 연어

❷ 녹색 채소: 엽록소 풍부, 양상추, 브로콜리, 시금치, 셀러리, 케일

❸ 과일: 레스베라트롤 성분은 강력한 항산화제, 블루베리, 체리, 가지, 호장근

❹ 콜린: 뇌신경 보호, 콩, 깨, 효모, 고등어, 달걀

치매를 예방하는 가장 효과적인 식단

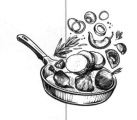

치매를 예방하는 가장 효과적인 방법은 식단을 잘 짜는 것이다. 치매를 예방하기 위해서는 설탕과 탄수화물의 섭취를 삼가야 한다. 혈당이 높아지면 뇌신경이 손상되기 때문이다. 또한 지방과 탄수화물을 동시에 섭취하지 않아야 하고, 가공식품에 들어있는 트랜스지방을 멀리해야 한다.

혈당이 높아지면 뇌신경이 손상된다

뉴놀로지^{Neurology} 학술지에 발표된 최근 연구를 보면, 만성적으로 혈당 수치가 높은 사람들의 인지능력이 심각하게 손상되었다. 여기서 주목할 점은 당뇨병이 없는 사람도 혈당이 조금 높게 유지되면 뇌신경의 손상이 발생한다는 것이다. 두뇌 건강을 위해서는 조금 낮은 혈당을 유지해야 한다. 뇌신경이 당을 좋아하지만 필요 이상의 당이 공급되면 오히려 뇌신경이 파괴된다. 뇌신경에 당분이 과도하게 증가하면 뇌는 지속해서 공급되는 많은 양의 인슐린에 지쳐버리고 스스로 인슐린 신호를 차단한다. 그 결과로 사고력과 기억력이 손상되면서 영구적인 뇌신경의 손상이 유발된다.

또 다른 연구에서는 고탄수화물 식단을 유지하는 사람들에게서 치매 발병 위험이 89% 높게 나타난 반면 고품질의 건강한 지방식을 많이 섭취한 사람들은 치매 위험이 44% 줄어들었다. 이러한 사실은 우리가 일반적으로 알고 있는 음식의 칼로리가 건강과 크게 관련이 없다는 것을 의미한다. 특히 뇌신경에는 칼로리가 더 낮은 탄수화물이 지방보다 오히려 더 해로우니까 말이다.

나쁜 탄수화물

탄수화물을 섭취할 때 가장 고려해야 할 것은 칼로리와 탄수화물 함량이다. 우리가 음식을 먹었을 때 얼마만큼 빠른 속도로 혈당으로 전

환되는지를 수치로 표시한 것이 있다. 그것을 GI지수 ^{Glycemic Index}라고

한다. 이 수치는 당뇨병 환자나 다이어트를 하는 사람들이 가장 많이

신경 쓴다. (백설탕 109, 바게트 93, 감자 90, 딸기잼 82, 통밀빵 50, 사과 36, 콩

30, 우유 25, 콩나물 22, 미역 16).

GI지수는 식생활에 적용하면 혈당 관리나 다이어트에 도움을 받을

수 있다. 하지만 GI지수에도 함정이 있다. 크림치즈는 33, 생크림은

39로 비교적 낮게 책정되어 있다. 그렇다면 맛있는 생크림을 듬뿍 먹

어도 괜찮다는 것일까?

흡수가 빠른 탄수화물과 흡수가 느린 탄수화물

탄수화물은 흡수가 빠른 것과 흡수가 느린 것으로 나눌 수 있다. 흡

수가 느린 탄수화물을 먹으면 혈당이 천천히 올라간다. 고구마, 현미,

오트밀 같은 음식이 여기에 속한다. 반대로 흡수가 빠른 탄수화물을

섭취하면 혈당이 순식간에 올라간다. 콜라, 사이다, 설탕, 꿀, 물엿 같

은 것들이다. 그런데 GI지수는 이런 흡수 속도나 탄수화물 외에 포함

된 성분들은 고려하지 않고 단순히 식품 속에 포함된 탄수화물의 양만

계산하고 있다. 그런데 흡수가 느린 식품은 대부분 식이섬유 함량이

아주 높아서 탄수화물이 빨리 흡수되지 않는다. 하지만 설탕, 물엿 같

은 음식은 그런 방해물이 없이 그냥 쑥 흡수된다.

실제로 감자는 식이섬유의 함량이 높고 탄수화물의 비율이 비교적

낮아서 다이어트 식품에 더 가깝다. 그러나 GI지수는 90으로 높다. 참

고로 감자의 탄수화물 함량은 100g당 18.5g밖에 되지 않는다. 그러므

로 탄수화물을 섭취할 때는 GI지수와 관계없이 흡수가 느린 음식을 선

택해야 한다. 탄수화물이 급격히 흡수되고, 혈당이 갑자기 오르면 뇌혈관질환이 생기고 뇌신경에 염증을 일으켜서 치매를 유발한다. 이것을 막으려면 식이섬유가 풍부하게 함유된 식품을 골라서 먹어야 한다.

지방과 탄수화물을 동시에 섭취하지 않는다

감자는 천천히 흡수되는 탄수화물이지만 튀기면 이야기가 달라진다. 지방과 탄수화물이 만나면 그야말로 대환장 파티가 벌어진다. 기름에 열을 가하면 트랜스지방이 만들어진다. 사실 맛으로만 따지면 트랜스지방이 으뜸이다. 튀긴 음식만큼 맛난 것이 없다. 하지만 튀긴 음식은 뇌의 모세혈관에 염증을 유발하여 치매의 가장 큰 원인이 되므로 무조건 삼가야 한다.

지방은 우리 몸의 에너지원으로서 체온 유지, 장기 보호 등의 중요한 역할을 한다. 하지만 지방을 많이 먹게 되면 혈액순환을 방해하고, 만성 염증을 유발하고, 비만의 원인이 된다.

트랜스지방을 멀리한다

지방은 식물성 기름이나 생선에 들어있는 '불포화지방', 소고기, 돼지고기 등 동물성 지방에 많은 '포화지방', 가공식품에 들어있는 '트랜스지방'으로 크게 나눌 수 있다. 이들 지방이 혈관에 미치는 영향은 각각 다르다. 불포화지방은 혈관을 청소하는 좋은 콜레스테롤 수치를 높이지만, 포화지방은 혈관벽을 두껍게 하는 나쁜 콜레스테롤 수치를 높인다. 트랜스지방은 불포화지방산의 일종이지만 포화지방보다 혈관 건강에 훨씬 해롭다.

트랜스지방은 가공식품을 만들기 위해 식물성 기름에 수소를 넣는 과정에서 생성되는 지방이다. 트랜스지방은 불포화지방이면서도 모양이 포화지방처럼 생겨서 우리 몸속에서 포화지방처럼 작용한다. 결과적으로 트랜스지방은 나쁜 콜레스테롤인 LDL 콜레스테롤 수치를 올리고, 좋은 콜레스테롤인 HDL 콜레스테롤 수치를 낮춘다. 그래서 만성 염증, 심근경색, 협심증, 뇌졸중과 같은 심혈관질환의 원인이 된다.

미국 하버드대학 보건대학원이 밝힌 바에 따르면, 트랜스지방이 포화지방보다 심혈관질환에는 2배 이상 해롭다고 한다. 트랜스지방이 많이 들어있는 음식은 어떤 것들이 있을까?

1) 마가린은 트랜스지방의 왕이다. 마가린 1티스푼에 트랜스지방 2g이 들어있다.

2) 빵과 과자는 만들 때 부분경화유인 쇼트닝을 쓰는데 이것이 트랜스지방이다.

3) 케이크, 쿠키, 머핀, 도넛 등에 트랜스지방이 많이 들어있다.

4) 튀긴 음식이다. 식당에서 사용하는 기름은 대부분 트랜스지방이 많은 부분경화유다.

치매를 예방하는 가장 효과적인 식단

❶ 고탄수화물 식이를 멀리하자: 고혈당이 뇌신경의 염증을 유발한다.

❷ 식이섬유가 풍부한 음식을 선택하자: 당분의 흡수를 느리게 한다.

❸ 지방과 탄수화물을 함께 섭취하지 말자: 모세혈관 염증의 원인.

❹ 트랜스지방이 많이 들어있는 음식을 삼가자: 만성 염증, 심근경색, 뇌졸중의
원인.

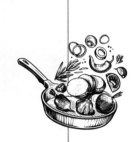

달걀과 함께 먹으면 눈이 밝아지고 치매를 예방하는 결명자·인삼

보통 모유와 우유 등과 함께 달걀을 완전식품이라고 한다. 달걀에는 수많은 영양분이 들어있다. 특히 눈 건강과 뇌신경을 강화하는 데 도움이 되는 영양분이 많다. 안구건조증, 노안으로 인한 시력 저하, 망막변성 등의 안과 질환과 건망증, 경도인지장애, 치매와 같은 뇌신경질환 예방에도 효과가 있다.

웬만한 복합영양제보다 많은 성분이 들어있는 달걀

가장 좋은 달걀은 신선한 달걀이다. 되도록 유기농 제품을 구입하고, 달걀 껍질에 찍혀있는 산란일자를 꼭 확인해야 한다. 신선한 달걀은 노른자의 상태를 보면 알 수 있다. 노른자가 볼록하게 올라와서 탄력이 있어야 좋은 달걀이다. 달걀 속에는 단백질, 지방, 엽산, 칼슘, 아연, 인, 셀레늄, 비타민A, B2, B5, B6, B12, D, E, K 등 웬만한 복합영양제보다 많은 성분이 들어있다.

우리가 달걀을 먹을 때 가장 꺼리는 부분이 콜레스테롤이다. 하지만 콜레스테롤은 사실상 우리 몸의 모든 세포에 필요한 영양소다. 모든 세포막의 구성요소이고, 피부에도 풍부하다. 콜레스테롤이 부족하면 피부가 거칠어진다. 또한 콜레스테롤은 스테로이드호르몬의 주성분이다. 그래서 남성호르몬과 여성호르몬 그리고 부신피질 호르몬의 주성분이다. 콜레스테롤이 부족하면 성기능이 떨어지고 만성피로가 생긴다. 콜레스테롤은 너무 많아도 문제지만 너무 적어도 건강상의 심각한 문제를 일으킨다.

루테인, 지아잔틴은 눈 건강에 필수

달걀노른자가 선명한 노란색을 띠는 이유는 루테인 때문이다. 루테인은 카로티노이드라고 하는 노란색 색소다. 루테인이 백내장과 황반변성을 예방한다. 또한 지아잔틴은 자외선으로부터 눈을 보호한다. 오메가3는 망막의 변성을 예방해주는 효과가 있다. 달걀 속의 비타민A는 각막 손상을 막고, 아연은 각막을 튼튼하게 하고 야간시력을 높여준다. 달걀만 먹으면 눈 건강은 걱정하지 않아도 될 정도로 좋은 영양분이 들어있다.

달걀은 골다공증에 효과가 있다

달걀에는 칼슘, 인, 비타민D가 풍부하여 골다공증에 좋다. 철분 부족도 달걀이 막아준다. 달걀에는 헤모글로빈의 주성분인 철이 풍부하다. 철이 풍부한 음식은 또 뭐가 있을까? 스테이크가 있다. 달걀과 스테이크를 자주 먹으면 남성호르몬 분비를 촉진해서 남성의 갱년기를 극복하는 데 도움이 된다.

뇌신경 보호

달걀에 풍부한 콜린이 뇌신경 손상을 막고 새로운 뇌신경의 생성을 돕는다. 그래서 아이들의 뇌 발달에 도움을 준다. 또한 노인들의 치매를 예방한다. 건망증이 심해지거나 기억력이 떨어진다면 달걀 섭취량을 늘리는 것이 좋다. 건망증이 심해지거나 기억력이 떨어질 때 총명탕의 주재료인 석창포를 먹는 것도 효과적이다.

비타민B12가 신경 손상을 예방한다

비타민B12는 신생아의 척추신경을 만드는 데 중요한 영양분이다. 치매를 예방하고 손발 저림 같은 말초신경 손상을 예방하고 치료한다. 또한 달걀 속에 풍부한 비타민B군과 엽산이 호모시스테인의 생성을 막아서 뇌혈관 손상을 예방한다. 호모시스테인은 혈관 내벽을 손상시키고, 혈전을 만들고, 뇌혈관을 수축시켜 치매를 유발하는 물질이다.

달걀의 다이어트 효과

달걀은 포만감을 주기 때문에 체중감량에 도움을 준다. 달걀 한 개에는 고품질의 단백질이 6g 정도 포함되어 있다. 아침에 밥 대신 달걀 2~3개를 먹으면 점심때까지 거뜬하다.

결명자·인삼 약차

눈이 손상되면 염증이 잘 생긴다. 각막, 결막, 망막에도 염증이 생긴다. 눈에 생기는 염증을 치료하는 성분이 에모딘이다. 그래서 에모딘이 풍부한 결명자는 눈을 보호하는 건강식품이다. 또한 피로가 쌓이거나 노화가 진행되면서 시력이 낮아진다. 노안은 눈을 구성하고 있는 근육들이 약해지기 때문에 생긴다. 특히 수정체의 두께를 조절하는 모양체근이 약해진다. 눈 주변 근육에 활력을 주는 좋은 약재가 인삼이다. 갑자기 시력이 떨어질 때 인삼차 한 잔이 큰 도움이 된다.

결명자·인삼 약차는 건강을 지켜준다. 여기에 소화 흡수와 혈액순환을 돕는 생강과 대추를 추가하면 더욱 좋다. 결명자와 인삼을 4~8g 배합하고 생강과 대추를 2~4g 추가하면 된다. 500~1,000cc의 물에 끓여 10% 정도 졸여서 1회에 100ml를 하루 2~3회 복용하면 눈 건강에 효력이 있다.

ABC 주스에 인삼 첨가

눈 건강을 위해 해독 주스를 만들어 마셔도 좋다. ABC 주스는 사과 Apple, 비트 Beet, 당근 Carrot을 함께 갈아서 먹는 것이다. 여기에 항산화 작용이 강한 블루베리와 인삼(수삼)을 첨가하면 효과가 뛰어나다. 인삼 (수삼)은 1회에 손가락 1~2마디 정도 양을 넣고 하루 1~2회 복용한다. 인삼은 눈물이 말라서 뻑뻑해지는 안구건조증에 탁월한 효능이 있다. 인공눈물만 넣지 말고 인삼을 첨가한 ABC 주스를 마시기를 권한다.

사실상 달걀은 눈과 뇌를 위한 종합영양제 그 자체다. 고지혈증, 심 장질환이 있는 사람은 하루 1~2개 정도만 먹는 것이 좋고, 그렇지 않은 사람은 하루 3~4개 먹으면 충분하다.

눈이 밝아지고 치매를 예방하는 달걀과 결명자·인삼 약차

❶ 달걀은 완전식품, 눈과 뇌를 위한 종합영양제이다.
❷ 루테인, 지아잔틴: 황반변성, 각막 손상을 예방한다.
❸ 골다공증 예방: 비타민D가 풍부하다.
❹ 뇌신경 보호: 콜린 풍부, 아이들의 뇌 발달, 노인 치매를 예방한다.
❺ 결명자·인삼·생강·대추 약차: 결명자의 에모딘이 염증을 제거한다.
❻ 인삼+ABC 주스: 인삼이 눈 주변 근육을 강화한다.

아침에 보약이 되는
음식 5가지

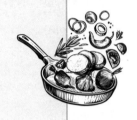

아침 식사를 거르면 하루를 시작하기 위해 몸에 필요한 영양소와 에너지가 부족해진다. 특히 뇌 활동이 제대로 이루어지지 않는다. 뇌의 주 에너지원은 탄수화물에서 얻는 혈당 즉 포도당이다. 포도당은 기억력과 관련된 아세틸콜린이라는 신경물질을 증가시키는 역할을 하므로 포도당이 풍부해야 학습 능력, 기억력, 집중력 등 뇌의 활동이 활발해진다. 오전 시간에 뇌의 능률을 향상하려면 아침 식사를 거르지 않는 것이 중요하다.

뇌에 좋은 아침 식사

아침 식사를 하면 뇌의 능률을 향상하는 것 외에도 과식과 폭식을 막아서 다이어트와 비만 방지에 도움이 된다. 전날 저녁 식사를 하고 나서 다음 날 아침 식사를 하지 않으면 보통 점심에 과식할 가능성이 높다. 우리 몸은 아침 식사를 거를 것에 대비해 적은 용량이라도 최대한 이용하려 하므로 피하지방 형태로 영양분을 저장해둔다. 아침 식사를 거르면 기초대사율과 에너지 소비량이 적어져서 몸이 점차 살이 찌기 쉬운 상태로 변한다.

아침 식사는 심장병과 당뇨병 발병 위험도 낮춰준다. 지방이 축적되면 콜레스테롤이 쌓이기 쉽다. 그래서 아침 식사를 하면 심장병 발병 위험이 낮아진다.

'밥이 보약'이라는 말이 있다. 아침을 먹는 것은 보약을 먹는 것과 같다. 하지만 아무 음식이나 먹는다고 건강해지는 것은 아니다. 아침에는 위점막이 민감하여 위에 부담이 적고, 머리를 써야 하므로 뇌에 좋은 음식을 먹어야 한다.

아침에 먹으면 좋은 음식

삶은 달걀

아침에 단백질을 섭취하기 위해 굳이 고기를 먹을 필요는 없다. 삶은 달걀이면 충분하다. 삶은 달걀은 위장에 편한 음식이어서 아침 공복에 부담 없이 먹을 수 있다. 달걀에는 음식으로 섭취해야 하는 필수 아미노산이 많아서 중년 이상 사람들의 근육 유지에 도움을 줄 뿐만 아니라 눈의 망막을 보호하는 루테인, 지아잔틴 성분이 포함되어 있다. 또한 뇌신경의 활동을 돕는 콜린, 레시틴 성분도 풍부하여 기억력 유지에도 효과가 있다. 아침에 삶은 달걀 2~3개 먹는 것을 추천한다. 만약 아침에 바쁘다면 전날 밤에 달걀을 삶아 두고 달걀 껍질을 미리 까서 냉장고에 두었다가 다음날 꺼내 먹으면 좋다. 몸이 필요로 하는 동물성 단백질을 간편하게 섭취하는 가장 좋은 방법은 삶은 달걀을 먹는 것이다.

두부

달걀이 아침에 먹으면 좋은 동물성 단백질이라면, 두부는 아침에 먹으면 좋은 식물성 단백질 음식이다. 두부는 '밭에서 나는 소고기'로 불린다. 그만큼 두부에는 단백질이 많이 함유되어 있는데, 두부 100g에는 단백질이 약 9.3g 정도 들어있다. 그뿐만 아니라 칼슘, 철분 등의 무기질이 많이 들어있어서 신진대사를 활발히 하고, 식이섬유인 올리고당이 풍부하여 장운동을 촉진하고 배변 활동을 돕는다. 달걀처럼 두부도 위장에 편한 음식이어서 부담 없이 먹어도 된다.

두부는 열량이 낮아서 다이어트를 하는 사람들에게도 좋은 음식이다. 약 100g 정도의 두부 반 모 열량이 84kcal밖에 되지 않는다. 수분 함량이 높고 포만감이 상당하다.

청국장

청국장이 건강에 좋다는 것은 잘 알려진 사실이다. 청국장은 머리카락, 손톱, 눈썹 그리고 피부 건강에 도움이 된다. 연구에 따르면 매일 오전에 생 청국장을 50g씩 12주 먹었더니 모발 개수, 눈썹 길이와 두께 및 짙기, 손톱 두께가 증가했고 손톱 표면의 손상도 완화됐다고 한다.

청국장에는 콜라겐을 구성하는 필수아미노산인 아르기닌과 프롤린이 풍부하게 들어있어 피부노화도 방지한다. 그뿐만 아니라 청국장에는 장 건강에 좋은 프로바이오틱스가 많아서 장내 유해 세균은 없애고 유익한 세균을 증가시켜 준다.

특히 중년 여성들은 청국장을 즐겨 먹는 것이 좋다. 갱년기에 부족한 여성호르몬을 대체할 수 있는 천연 식물성 여성호르몬인 이소플라본이 풍부하여 갱년기 증상을 완화해준다. 두부와 청국장을 함께 찌개로 끓여서 먹거나, 청국장 가루를 선식처럼 두유에 타 먹는 것도 좋다.

사과

아침에 먹는 사과는 '금사과'라는 말이 있다. 사과에 들어있는 수용성 식이섬유인 펙틴 성분이 밤새 체내에 쌓인 콜레스테롤과 노폐물 배출을 도와서 혈관을 건강하게 해주고 장운동을 활발히 해서 배변활동을 돕기 때문이다. 사과는 비타민C와 폴리페놀 등 항산화 성분도 풍부하여 신진대사를 원활하게 하고 면역력을 높이는 효과도 뛰어나다. 맛도 좋고 몸에도 좋은 사과를 아침마다 하나씩 먹으면 비타민을 포함한 몸에 좋은 영양분들을 골고루 섭취할 수 있다.

사과는 갈아서 먹는 것보다는 껍질째 덩어리로 먹을 것을 권한다.

갈아서 먹으면 당분의 흡수가 빨라지기 때문이다.

감자

감자는 위점막을 보호해주는 녹말 성분이 함유되어 있어서 아침 공복에 섭취해도 속쓰림이 없다. 또한 감자에는 비타민C가 풍부하다. 감자 100g당 비타민C가 30mg가량 들어있다. 이렇게 비타민C가 풍부한 감자는 면역력을 높이고, 세포의 손상을 막는 데 도움을 줄 뿐만 아니라 몸의 염증을 완화한다. 다른 채소의 비타민C는 조리할 때 대부분 파괴되지만 감자의 비타민C는 삶아도 쉽게 파괴되지 않는다.

그뿐만 아니라 감자에는 단백질도 풍부하게 포함되어 있어서 아침에 먹으면 좋은 음식이다. 달걀에는 사실상 비타민C가 없으므로 달걀과 감자를 함께 먹는 것이 좋다. 감자는 채로 썰어서 볶고, 달걀은 스크램블을 하든지 혹은 계란 감잣국을 끓이든지 하여 이왕이면 감자와 달걀을 함께 먹기를 권한다.

아침에 먹으면 좋은 음식 5가지
❶ 삶은 달걀: 동물성 단백질을 보충한다.
❷ 두부: 식물성 단백질을 보충한다.
❸ 청국장: 프로바이오틱스, 이소플라본 풍부, 갱년기 증상을 완화한다.
❹ 사과: 비타민C, 폴리페놀, 혈관 건강 및 장 건강을 증진한다.
❺ 감자: 비타민C 풍부, 달걀과 함께 먹으면 좋다.

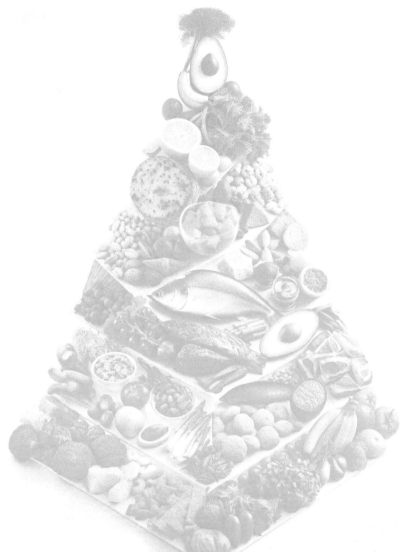

2장

가속 노화 예방을 위한
최강 식단

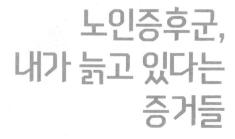

노인증후군,
내가 늙고 있다는
증거들

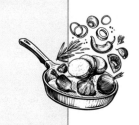

오래 사는 것보다 얼마나 건강하게 사느냐가 더 중요하다. 병들고 기력이 없어서 외출이 힘든 삶은 누구도 바라지 않는다. 내가 늙고 있다는 신호를 모아서 '노인증후군'이라고 한다. 노화가 진행되면 운동능력이 떨어지고 인지 기능도 저하된다. 동시에 정신건강도 전반적으로 위기에 처한다.

급격한 노쇠를 유발하는 주요 요인

노화가 진행되면 가장 먼저 눈이 침침해지고, 귀가 잘 들리지 않는다. 조금만 움직여도 어지럽고 쉽게 넘어진다. 머리는 안개 낀 듯 멍하고, 혼잣말을 하고, 뭔가를 착각하는 일이 점점 흔해진다. 이렇게 노화와 관련된 증상들을 잘 인지하고 초기에 예방할 수 있다면 더욱 건강하고 독립적인 생활이 가능하다.

대한노인병학회 '노인증후군연구회'가 제시한, 급격한 노쇠를 유발하는 주요 요인들을 알아보자.

연하 장애

어느 날부터 음식을 먹고 나서 사레가 잘 들린다는 사람이 많다. 심지어 물을 마시다가도 사레가 들린다. 음식을 먹으면 식도를 타고 위장으로 내려가야 하는데, 이 기능이 잘되지 않는 것이다. 인후두부에 있는 식도와 후두의 연결 부위가 정밀하게 순차적으로 작동하지 못하고, 음식이 식도가 아닌 기도로 들어가서 사레가 들고 기침하게 된다. 정상적일 때는 기침 몇 번 하고 마는데, 연하 장애가 겹치면 기도로 들어간 음식물 때문에 폐렴을 유발할 수도 있어서 가볍게 넘길 일은 아니다. 음식을 입에서 목으로 삼킬 때 입과 혀, 인후두부, 식도, 기도의 여러 근육이 순서대로 조화를 이루어 움직이는 것이 연하 작용이다. 이 기능이 나이가 들면서 리듬이 깨지고 근육들의 협동 작업이 잘 이루어지지 않게 된다. 음식 먹기가 힘들고, 삼키기도 힘들어지면 급격하게 늙고 있다는 증거다.

영양 장애

나이가 들면 단백질이 부족해지기 쉽다고 해서 단백질 보충제를 복용하는 사람이 많다. 나이가 들수록 근육이 빠지기 때문이다. 노인은 젊은 사람에 비해서 몸의 대사량이 떨어져 음식을 조금 덜 먹어도 몸의 기능이 유지된다. 그래서 식사량을 줄이다 보면 체중이 빠지고 영양 장애가 올 수 있다.

또한 노인의 대부분은 고혈압이나 당뇨 혹은 고지혈증 같은 대사질환이 있어서 짠 음식을 피하고, 고기도 안 먹고, 탄수화물도 꺼리는 경우가 많다. 이렇게 영양분 섭취를 줄이다 보면 필연적으로 체중이 빠지게 된다. 사실 고혈압, 당뇨, 고지혈증이 무서운 질병이긴 하지만 그보다 건강에 훨씬 나쁜 것이 나이 들어 체중이 빠지는 것이다. 체중이 너무 빠지면 에너지대사가 힘들어진다. 심장, 간장, 위장, 뇌신경 등은 에너지가 없으면 정상적인 작동을 할 수 없다. 노년에는 웬만하면 충분한 영양을 섭취하는 것이 건강에 더 유리한 경우가 많다. 고혈압이나 당뇨병, 고지혈증이 심각한 상태가 아니라면 적당한 소금기도 섭취하고, 근 손실을 막기 위해 적당히 육식도 하기를 권한다. 음식은 골고루 적당히 먹는 것이 가장 좋다. 나이 들어서 체중 감소가 지속되면 노화가 더 빨리 진행되는 신호라고 봐야 한다.

수면 장애

잠을 못 자는 노인 중에 일부러 잠을 자지 않는 경우는 많지 않다. 잠이 오지 않아서 못 자는 경우가 대부분이다. 하지만 지나친 스트레스나 걱정, 우울증, 커피 같은 각성 음식 등으로 잠을 못 이루는 경우라면 만사 제쳐두고 잠자는 데 집중해야 한다. 수면 시간이 감소하면 치매나 뇌졸중이 더 쉽게 올 수 있기 때문이다. 또한 무릎이나 허리 통증 때문에 운동량이 적어지면 혈액순환이 잘되지 않아서 잠을 잘 수가 없다. 무릎과 허리가 조금 아프더라도 스트레칭을 하면서 운동량을 늘리는 것이 수면에 도움이 된다.

잠을 자기 위해서 수면제나 수면유도제를 복용하는 사람도 많은데, 무조건 수면제부터 복용하는 것은 주의가 필요하다. 수면제는 아무래도 중독성이 있고, 뇌신경의 노화를 촉진한다. 수면제 복용 전에 멜라토닌이나 가바 같은 영양제부터 복용할 것을 권한다. 잠을 못 자면 노화와 치매가 동시에 진행될 수 있다.

방광 조절 장애

나이가 들면 방광 기능이 떨어지면서 소변 줄기의 힘이 약해지는 경우가 많다. 남성은 방광의 힘이 약해지면서 전립선에 문제가 나타나고, 여성은 방광염이 잘 생긴다. 특히 여성은 만성 방광염을 앓는 경우가 많은데, 방광염이 오래되면 과민성 방광, 요로감염, 변비, 섬망, 심장질환, 당뇨병, 치매 등의 합병증이 생길 수 있다. 또한 요실금으로 이어지는 경우도 많아서 삶의 질이 현저하게 떨어진다. 방광염이 생기면 대부분 항생제를 복용하는데, 세균성이 아닌 경우에는 반복적으로 항생제를 복용하는 것을 자제해야 한다. 항생제의 장기 복용은 방광의 면역력이 점점 더 떨어지는 악순환을 불러오기 때문이다.

남성들의 전립선염과 전립선비대증도 비슷한 과정을 거친다. 여성의 방광염처럼 증상이 지속되어 만성화되면 대부분 면역력의 약화로

이어진다. 약물에만 의존하지 말고 운동을 열심히 할 것을 권한다. 골반 근육을 강화하고, 골반의 유연성도 길러주고, 특히 하체 단련을 많이 하면 방광과 전립선의 힘이 좋아진다. 폼롤러를 이용해서 골반 주변 근육 스트레칭을 하는 것도 크게 도움이 된다.

건망증

깜빡깜빡 자꾸만 잊어버리는 건망증이 생긴다면 뇌가 늙고 있다는 증거다. 특히 치매가 발병하면 나만의 병이 아니라 가족들의 생활에 불편을 준다. 기억력이 자꾸 떨어지거나 깜빡깜빡할 때, 경도 인지장애가 있을 때 미리미리 치매를 예방해야 한다. 특히 운전 능력이 떨어져서 길을 잘 찾지 못하거나 주차를 제대로 못 한다면 주의해야 한다.

알츠하이머처럼 뇌신경이 손상되어 오는 치매는 스트레스가 가장 큰 원인이다. 스트레스를 줄이고 긍정적인 생각과 태도로 여유 있게 사는 것이 좋다. 또한 혈관성치매는 음식으로 인한 것이 많으므로 술과 담배를 줄이고, 몸에 좋은 음식을 골라서 적당히 먹어야 한다. 치매를 예방하는 가장 좋은 방법은 역시 운동이다. 운동신경이 좋아지면 뇌신경도 함께 좋아지고, 혈액순환을 살려주면 뇌신경의 노폐물 제거도 활발해진다.

어지럼증

이유 없이 어지럼증이 지속된다면 감각기관이 늙고 있다는 증거다. 어지럼증이 있으면 주위가 빙빙 도는 느낌이 드는데, 게다가 두통까지 겹치면 보행이 힘들어지고 낙상의 위험도 커진다. 저혈압이나 시력 저하, 귀의 구조적 문제, 우울증, 약물 부작용 등이 어지럼증의 원인이다. 이 외에도 스트레스가 큰 원인 중의 하나다. 스트레스로 뇌신경에 과부하가 걸리거나, 전반적인 뇌신경의 약화가 어지럼증을 유발한다. 기저질환이 있을 때는 그것부터 치료하고, 적절한 영양공급과 운동으로 뇌신경에 활력을 찾기를 권한다.

급격한 노쇠를 유발하는 요인들은 이 외에도 시각 장애, 청각 장애, 보행 장애, 골다공증 등이 있다. 나이가 들면 모든 감각이 무뎌진다. 눈과 귀도 약해지고 근력도 떨어진다. 앞에서 설명한 연하 장애, 영양 장애, 수면 장애, 방광 조절 장애, 섬망, 치매, 어지럼증 등을 가볍게 여기지 말고 하나하나 꼼꼼히 살피고 예방하여 건강하게 살기를 소망한다.

노인증후군, 내가 늙고 있다는 증거들

❶ 연하 장애: 음식을 먹을 때 자주 사레가 들린다.

❷ 영양 장애: 음식물 섭취가 줄고 체중이 빠진다.

❸ 수면 장애: 잠을 잘 자지 못하고 자주 깬다.

❹ 방광 조절 장애: 만성 방광염, 전립선염으로 방광의 힘이 약해진다.

❺ 건망증: 기억력이 떨어지고, 운전 실력이 예전만 못하고, 인지장애가 온다.

❻ 어지럼증: 이유 없는 어지럼증이 발생한다.

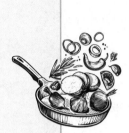

마그네슘이 부족할 때 나타나는 10가지 증상과 섭취할 음식

　가끔 눈 밑이 실룩실룩 떨리거나 몸 어딘가에 경련이 생기면 마그네슘 부족을 의심하게 된다. 하지만 몸이 떨린다고 해서 반드시 마그네슘이 부족한 것은 아니다. 탈수로 물이 부족하거나, 신경에 이상이 생겼을 때 몸이 떨리기도 한다. 특히 스트레스를 받으면 눈뿐만 아니라 여기저기가 떨리는 경우가 많다. 스트레스가 탈수를 유발하고 신경도 예민하게 만들기 때문이다. 지금부터 소개하는 '마그네슘이 부족할 때 나타나는 10가지 증상' 중에 최소 5가지 이상이 해당한다면 반드시 병의원이나 한의원을 찾아가서 진료받기를 권한다.

마그네슘이 부족할 때 나타나는 10가지 증상

단맛이 당긴다

영양학자인 피오나 턱의 보고에 따르면 달달한 것이 밑도 끝도 없이 당긴다면 그것은 마그네슘이 부족하기 때문이라고 한다. 마그네슘은 여성의 생리와도 관련이 있다. 생리 전에 유독 식욕이 증가하고, 생리 전증후군으로 생리통이 심하거나 감정적으로 불안하고 우울해지는 것도 마그네슘 부족에서 기인한다. 마그네슘 부족이 자궁의 경련을 유발하기 때문이다.

근육통과 근육 경련

과로하거나 운동을 심하게 한 것도 아닌데 근육통이 있고, 경련이 생긴다면 마그네슘이 부족하다는 신호다. 미국 토마스제퍼슨 의과대학의 연구 보고에 따르면 근육이 약해지는 가장 흔한 원인이 바로 마그네슘 부족이라고 한다. 근육통과 근육 경련을 예방하기 위해서 마그네슘 섭취와 함께 마사지를 받거나 반신욕을 자주 하면 도움이 된다.

불면증

자율신경 중 부교감신경이 약해지고 교감신경이 과흥분되면 뇌신경이 흥분해서 잠을 잘 수 없다. 독일 학자들의 연구에 따르면 마그네슘이 부교감신경을 활성화하는 기능이 강해서 수면에 도움을 준다고 한다. 마그네슘의 근육 이완 효과는 하지불안증후군에도 효과가 있는데, 특히 부교감신경을 활성화하고 근육을 이완시키는 마그네슘에 깊이 잠자게 하는 효과가 있기 때문이다.

뼈가 약해진다

일본 오사카 의과대학의 연구 보고에 따르면 마그네슘이 부족할 경우 뼈가 약해지고 골절이 더 쉽게 발생한다고 한다. 마그네슘이 부족하면 뼈를 구성하는 칼슘의 양이 동시에 감소하기 때문이다. 그래서 뼈를 튼튼하게 하기 위해서는 칼슘과 마그네슘을 함께 복용해야 한다. 또한 운동도 열심히 해야 한다. 왜냐하면 운동을 해야 칼슘과 마그네슘이 중간에 고여서 돌이 되지 않고 뼈로 직접 가기 때문이다.

위산 역류

자연요법 전문가인 멜리사 글로버 박사에 따르면 마그네슘은 위산을 중화해서 위산과다로 역류성 식도염이 발생하는 것을 막아준다고 한다. 역류성 식도염이 있으면 가슴이 타는 듯한 증상이 나타난다. 이런 증상을 없애주는 위산억제제의 원료에 마그네슘이 많이 사용된다. 대신 위산이 부족하면 마그네슘 흡수가 잘되지 않으므로 위장 장애로 마그네슘을 복용할 때는 반드시 주치의와 상의하기를 권한다.

우울하고 불안한 기분

특별히 스트레스를 받은 일도 없고 과로하지도 않았는데 몸이 피곤하고 기분이 우울해진다면 마그네슘이 부족하기 때문이다. 마그네슘이 부족하면 신경이 예민해지고 스트레스에 대처할 수 없게 된다.

변비

변비의 원인은 다양하다. 스트레스를 받았거나, 음식을 적게 먹었거나, 또는 장이 약해서 변비가 오기도 한다. 마그네슘은 근육을 이완해 주는 효과가 있다. 장도 근육이기 때문에 때로 긴장하고 경련을 유발하여 장운동이 나빠진다. 이때 마그네슘을 복용하면 장의 긴장이 감소하면서 장운동이 활발해지고 변비가 해소된다. 변비는 식이섬유의 섭취량과도 밀접한 관련이 있다. 매일매일 해독 주스 혹은 ABC 주스를 2컵씩 만들어 마시면 변비가 절대로 생기지 않는다.

만성피로

피로가 쌓이면 의욕을 잃고 만사가 귀찮다. 피로의 원인은 다양하다. 정신적 스트레스, 육체적 과로가 가장 큰 요인이긴 하지만, 마그네슘이 부족해지면 몸이 천근만근이다. 마그네슘이 없으면 우리 몸의 세포 하나하나에서 에너지를 만들 수 없기 때문이다. 이것저것 해보아도 피로가 가시지 않을 때는 마그네슘을 보충하자.

심각한 편두통

비타민A, B, C, D가 부족해도 두통이 생길 수 있다. 하지만 마그네슘이 부족하면 보통 두통이 아니라 심각한 고통을 유발하는 편두통이 생긴다. 마그네슘 부족이 뇌혈관을 수축시키기 때문이다. 그래서 마그네슘을 '항스트레스 미네랄'이라고 부른다. 마그네슘은 신경과 혈관을 이완 진정시키는 효과가 크다. 편두통에는 마그네슘과 비타민B12를 함께 복용하면 더욱 효과가 좋다.

혈압이 상승한다

마그네슘이 부족하면 혈압뿐만 아니라 혈당도 올라간다. 혈압과 혈당을 내리는 좋은 방법은 운동이다. 운동으로 혈관을 확장해서 말초혈관으로 피를 돌려야 혈압이 떨어진다. 그런데 말초혈관이 막혀 있으면 혈압이 떨어지지 않는다. 혈당도 마찬가지다. 운동으로 당을 태워야 근본적으로 당뇨병을 치료할 수 있다. 약을 복용하는 것은 임시방편일 뿐이다. 열심히 운동하고 식이요법을 했는데도 혈압이 잘 떨어지지 않을 때 마그네슘 부족을 의심해보자.

마그네슘은 아몬드, 호박씨, 피칸, 해바라기씨 같은 견과류, 섬유질이 풍부한 현미, 오트밀 같은 통곡물, 녹황색 야채 등에 들어있다. 그 외에 콩과 아보카도에도 마그네슘이 함유되어 있다.

> ### 마그네슘이 부족할 때 나타나는 10가지 증상
>
> ❶ 단맛이 당긴다: 생리 전에 유독 식욕이 증가한다.
> ❷ 근육통, 근육 경련: 근육이 약해지는 가장 흔한 원인이다.
> ❸ 불면증: 마그네슘이 부교감신경을 활성화한다.
> ❹ 뼈가 약해진다: 칼슘의 양이 감소한다.
> ❺ 위산 역류: 위산억제제의 원료가 마그네슘이다.
> ❻ 우울하고 불안한 기분: 마그네슘이 부족하면 신경이 예민해지고 스트레스에 대처하기가 힘들다.
> ❼ 변비: 장 근육이 긴장하고 경련을 유발한다.
> ❽ 만성피로: 마그네슘 부족이 에너지 생산 저하로 이어진다.
> ❾ 심각한 편두통: 마그네슘과 비타민B12를 함께 복용하면 좋다.
> ❿ 혈압 상승: 혈압과 혈당을 내리는 가장 좋은 방법은 운동이다.

단백질은 자연 그대로
적정량을 섭취하자

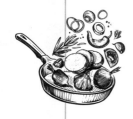

우리가 하루 동안 섭취해야 할 단백질의 양은 얼마일까? 한국영양학회에 따르면 성인이 하루에 섭취해야 하는 단백질 권장량은 남성 50~55g, 여성 45~50g이다. 생각보다 양이 많지 않다. 하지만 한 조사에 따르면 우리나라 성인 3명 중 2명이 단백질 부족 상태에 있다고 한다. 그 이유는 보편적인 한국인의 밥상이 채식 위주의 식단이기 때문이다. 단백질을 왜 섭취해야 하고, 어떻게 섭취해야 하는지 알아보자.

단백질은 근육과 호르몬의 주성분이다

단백질이 중요한 이유는 크게 두 가지가 있다. 첫 번째 이유는 단백질이 근육의 주성분이기 때문이다. 근육은 우리의 몸을 움직이게 하는 역할뿐만 아니라 충격으로부터 몸을 지켜주는 보호막의 역할도 한다. 하지만 이 근육이 30대가 지나면서 자연스럽게 줄어들기 시작하고, 특히 70대 이상이 되면 원래 수준의 절반 정도로 줄어든다. 이렇게 근육이 줄어들면 근감소증이 발생한다. 근감소증은 근육량이 줄고 근육 기능이 저하되는 질환이다. 근감소증이 생기면 몸을 움직이는 힘이 부족해져서 앉았다 일어났다 하는 간단한 운동 동작도 수행하기가 힘들어진다. 또한 뼈를 보호해주는 근육이 감소해서 작은 충격에도 골절상을 입게 될 가능성도 커진다.

근감소증은 겉으로 보이는 골격근만 감소하는 것이 아니다. 근육이 줄어들 때는 내장 근육도 함께 줄어든다. 그래서 위장 근육이 얇아져 소화가 잘되지 않는 위축성 위염이 되기도 하고, 방광 근육이 약해져서 방광염, 전립선염이 되고, 눈 근육이 약해져서 시력이 떨어지고, 눈꺼풀, 볼살이 처지는 것도 근육이 감소하기 때문이다. 이렇게 근감소증이 발생하는 것을 막기 위해 적절한 단백질 섭취가 필요하다.

단백질이 중요한 두 번째 이유는 호르몬에 영향을 주기 때문이다. 단백질이 부족해지면 성장호르몬이 결핍된다. 성장호르몬이라는 이름 때문에 성장기 아이들에게만 해당하는 호르몬이라고 생각할 수도 있지만 성인들에게도 성장호르몬은 매우 중요하다. 성장호르몬이 부족하면 질병 치료 후에도 몸의 회복이 더뎌지고, 골밀도가 낮아지고, 피로를 쉽게 느낀다. 한마디로 면역력이 떨어진다. 그래서 단백질이 부족하면 성장호르몬이 결핍되어 여러 가지 건강 이상 신호들이 나타날 수 있다.

허벅지 사이즈가 줄어든다면 단백질 부족 신호다

단백질이 부족해지면 우리 몸은 이상 신호를 보내는데, 그중에 알기 쉬운 것이 바로 허벅지 사이즈다. 우리 몸에서 근육이 가장 많은 곳이 허벅지인데, 단백질이 부족하고 근감소증이 오면 눈에 띄게 허벅지 둘레가 얇아진다.

또한 단백질 부족은 면역력 저하를 불러와서 감기나 독감 같은 감염성질환에 잘 걸리게 되고, 질병이 잘 낫지 않고, 잔병치레도 많아진다. 이 외에도 단백질 부족은 탈모 혹은 굽어지는 자세 등을 유발한다.

단백질 적정 섭취량

단백질은 얼마만큼 섭취하는 것이 좋을까? 단백질을 섭취하는 양이 부족하면 여러 질병이 생길 수 있고, 너무 많이 먹어도 부작용이 나타나므로 적정량을 섭취해야 한다. 성인의 경우에는 몸무게 1kg당 1g의 단백질 섭취를 권장하고 있다.

단백질은 근육의 생성과 신진대사에 사용되고 남은 양이 지방으로 변한다. 또 잉여 단백질이 간에서 분해되고 신장으로 배출되는 과정을 거친다. 그래서 단백질을 지나치게 많이 섭취하면 분해되어야 할 단백질과 지방의 양이 쌓이면서 간과 신장에 무리가 갈 수밖에 없다. 과잉 단백질 때문에 뼈로 가는 칼슘이 오히려 줄어들어 골다공증을 유발하고, 배출되어야 하는 요산이 관절 사이에 쌓이면서 통풍을 일으키기도 한다. 특히 간이나 신장에 질환이 있는 사람은 반드시 주치의와 상담 후에 단백질을 얼마만큼 섭취할지 결정해야 한다.

단백질은 자연 그대로 섭취하자

단백질은 대표적인 알레르기 유발 식품이다. 너무 빨리 흡수되면 몸에 부담을 주고 알레르기를 유발하거나 염증을 일으키기 쉽다. 홈쇼핑을 보면 '건강식품 빨리 흡수하기 콘테스트'를 하는 것 같다. 심장마비나 중풍 같은 위급한 질환을 제외하고 너무 빨리 흡수되는 영양분은 우리 몸에 부담을 줄 수밖에 없다. 단백질은 '자연 그대로' 조금 천천히 흡수되도록 복용하기를 권한다.

단백질은 자연 그대로 적정량을 섭취하는 것이 좋다

❶ 단백질이 중요한 이유: 근육과 호르몬의 주성분이기 때문이다.
❷ 단백질 부족 신호: 허벅지 사이즈가 줄어든다.
❸ 단백질 적정 섭취량: 몸무게 1kg당 1g이다.
❹ 자연 그대로 섭취 권장: 단백질은 알레르기 유발 식품이다.

콜라겐 제대로
알고 먹자

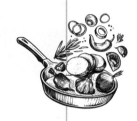

피부 탄력과 건강을 위해 먹고 바르는 콜라겐 제품이 선풍적 인기를 끌고 있다. 과연 콜라겐을 먹고 바르면 피부 건강에 효과가 있을까?

식물성 섬유는 탄수화물인 셀룰로스로 구성되어 있다. 목화로 만드는 면, 마에서 뽑아낸 모시, 린넨 등에 들어있고, 차전자피, 현미 껍질, 다시마 같은 해조류에도 다량 함유돼어 있다. 그런데 콜라겐은 동물성 섬유 단백질이다. 동물성 섬유는 주로 동물의 털에서 추출한다. 양의 털을 깎아서 섬유로 만든 것이 울 섬유이고, 누에고치에서 뽑은 섬유는 실크, 비단이다. 그래서 동물성 섬유는 모두 단백질로 만들어진다. 양모는 케라틴 단백질이고, 실크는 피브로인 단백질이다.

단백질을 먹는다고 무조건 콜라겐이 되는 것은 아니다

사람의 콜라겐은 어디서 생겨나는 것일까? 먹어서 보충하는 영양분일까? 단백질이므로 먹어야 하는 것은 맞다. 하지만 단백질을 먹는다고 해서 무조건 콜라겐이 되는 것은 아니다. 단백질을 먹으면 소화과정을 거쳐야 한다. 탄수화물은 입에서부터 소화가 된다. 침 속에 아밀라아제라는 효소가 있어서 녹말을 분해한다. 그래서 탄수화물은 씹으면 씹을수록 단맛이 난다. 그러나 단백질은 위장에서 한 번 소화되고, 더 작게 부서진 단백질이 소장에서 한 번 더 분해된다.

Tip 가수분해

여기서 주목해야 할 점이 두 가지 있다. 1) 단백질이 가수분해 과정을 거친다는 것이다. 가수(加水)는 물을 더한다는 말이다. 단백질뿐만 아니라 탄수화물과 지방도 당분과 지방산으로 분해될 때 가수분해 과정을 거친다. 한마디로 물이 꼭 필요하다. 2) 단백질이 분해되어 아미노산이 되고 아미노산이 체내로 흡수된다는 것이다. 콜라겐처럼 분자량이 큰 단백질은 직접 흡수되지 않는다. 아무리 저분자 콜라겐이라도 혈관 속을 돌아다니면 혈관이 막혀서 심각한 질환을 유발할 수 있다.

그런데 분해가 덜된 단백질이 혈관으로 흡수되기도 한다. 장누수증후군이 있을 때다. 장 기능이 약해지면 외부 단백질이 체내로 유입된다. 단백질로 만들어진 독소나 세균, 바이러스 등이 혈관 안으로 들어오면 면역반응이 심하게 일어나는데 그 이유는 이것들이 이물질이기 때문이다. 그래서 알레르기가 발생하기도 하고, 식중독에 걸리기도 하고, 감염성질환으로 발전하기도 하고, 심하게는 패혈증을 유발할 수도 있다.

콜라겐은 그 자체로 흡수되지 않는다

콜라겐이 그 자체로 흡수되는 일은 거의 없다. 약 90%의 콜라겐은 흡수되지 않은 상태로 대변으로 배출되고 나머지는 아미노산으로 분해되어 체내로 흡수된다. 따라서 우리가 피부 건강을 위해 먹는 콜라겐이 정상적인 모습으로 피부에 도달하는 것은 거의 불가능에 가깝다고 할 수 있다. 결국 피부 건강을 위해서 일부러 비싼 콜라겐을 사 먹을 필요가 없는 것이다. 피부를 보기 좋고 탄력 있게 만드는 뼈대인 콜라겐은 우리 몸 외부에서 충당하는 물질이 아니다. 이 점이 가장 중요하다.

비타민과 콜라겐의 차이점

비타민은 우리 몸에서 만들지 못하므로 반드시 먹어야 한다. 비타민C를 먹지 않으면 잇몸에서 피가 나는 괴혈병이 생기고, 비타민B를 먹지 않으면 만성피로가 오고, 비타민A가 부족해지면 야맹증에 걸린다. 하지만 콜라겐이 필요할 때는 꼭 콜라겐 자체를 먹어야 하는 것이 아니라 아미노산을 먹어야 한다. 물론 콜라겐 제품을 많이 먹으면 그것이 분해되어 아미노산이 되므로 효과가 전혀 없는 것은 아니다. 다만 그것을 너무 비싸게 보충할 필요는 없다는 것이다. 달걀, 닭가슴살, 콩, 두부, 우유, 각종 채소만 골고루 먹어도 충분하기 때문이다.

콜라겐은 섬유모세포에서 만들어진다

사람은 나이가 들거나 질병을 앓고 나면 피부 탄력이 떨어진다. 이 때 우리 몸은 줄어든 콜라겐을 보충하려고 한다. 콜라겐을 먹어서 보충하는 것이 아니라 섬유모세포(섬유아세포)에서 콜라겐이 부족하거나 콜라겐이 꼭 필요한 곳에 콜라겐을 만들어서 보충해 준다. 섬유모세포가 아미노산을 혈액에서 받아 콜라겐을 합성하고 그것을 필요한 곳에 배치한다는 의미다. 아미노산을 섬유모세포라는 기계에 넣으면 콜라겐이라는 제품이 나오는 것이다. 우리가 많은 단백질을 먹고 콜라겐을 먹어도 섬유모세포가 일하지 않으면 혹은 콜라겐이 필요한 것을 알지 못하면 아무런 소용이 없다.

콜라겐의 부작용

콜라겐은 피부에만 필요한 것이 아니다. 우리 몸의 모든 세포에 콜라겐이 필요하다. 간, 폐 등을 만드는 재료가 콜라겐이다. 콜라겐이 섬유로서 기둥 역할을 해주지 않으면 간, 폐의 모양이 만들어지지 않는다.

만약 콜라겐이 필요 없는 곳에 만들어지면 어떻게 될까? 필요 없는 콜라겐이 쌓여서 생기는 대표적인 병이 있다. 바로 간경화, 폐섬유화다. 피부에 상처가 나고 염증이 생기고 나면 흉터가 남는다. 그것을 '켈로이드 피부'라고 한다. 피부 내부에 콜라겐 섬유가 과다 증식해서 생기는 것이다. 주로 염증이 반복되는 곳에 정상세포가 죽고 그 자리에 콜라겐 섬유가 자라서 빈자리를 메우게 된다. 그것을 '섬유화'라고 한다. B형 간염이나 알코올성 지방간으로 간에 염증이 반복되면 간세포가 죽어 나간다. 그리고 그 자리에 콜라겐 섬유가 자란다. 정상세포는 없고 섬유질만 채워져서 간이 딱딱해지고 간경화가 된다. 이런 섬유화는 폐와 신장을 포함하여 인체 모든 곳에 생길 수 있다.

콜라겐 대신 균형 잡힌 식사가 필요하다

피부 건강을 위해 콜라겐을 먹는 것이 좋은지 알아보다가 멀리까지 왔다. 한마디로 결론을 말하자면 건강한 사람의 경우에는 약간 효능을 볼 수 있다. 하지만 그것이 콜라겐의 효능이기보다는 아미노산의 효능이고, 정상적이고 균형 잡힌 식사를 하면 굳이 콜라겐 제품을 따로 먹을 필요는 없다.

늘 문제가 되는 것은 건강하지 않은 사람들이다. 콜라겐이 피부 탄력을 살려주지는 못하고 간에 쌓여서 간경화가 되고, 폐에 쌓여서 폐섬유화가 되면 안 먹느니만 못한 결과를 초래할 수도 있다.

피부 탄력을 살려주는 콜라겐은 우리 인체가 건강하게 잘 작동하고 있을 때, 염증반응이 잘 제어되고 있을 때, 혈액순환이 잘 되어서 아미노산 공급이 원활하고 노폐물 제거가 잘 되고 있을 때 섬유모세포에서 알아서 적재적소에 만들어 채워주는 것이다.

건강한 피부를 원한다면 제일 먼저 할 일은 운동을 열심히 하여 혈액순환이 잘되게 하고, 술과 담배를 끊고, 몸에 해로운 음식을 먹지 않고, 스트레스를 조절하여 자율신경 이상을 예방하고, 우리 몸에 염증이 생기지 않도록 관리하는 것이다. 그러면 피부는 저절로 빛이 날 것이다.

> **콜라겐 제대로 알고 먹자**
>
> ❶ 콜라겐은 크기가 커서 그 자체로 흡수할 수 없다.
> ❷ 콜라겐을 먹는다고 해서 직접 피부로 가지 않는다.
> ❸ 콜라겐은 아미노산을 원료로 세포에서 합성한다.
> ❹ 콜라겐이 필요 없는 곳에 만들어지면 섬유화가 진행된다.
> ❺ 콜라겐이 적재적소에 공급되려면 음식, 운동, 생활습관이 조절되어야 한다.

무릎관절염이
사라지는 6가지 음식

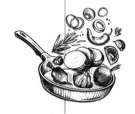

무릎 통증이나 관절염이 심하여 병원에서 주
사를 맞고 약을 타서 복용하지만 만성적인 무릎
통증이나 관절염에 큰 차도가 없는 경우가 많다.
치료하다가 마지막에는 인공관절 수술을 하게
된다. 무릎 통증이나 관절염은 대부분 음식으로
부터 유발된다. 매일 삼겹살이나 스테이크를 맥
주와 곁들여 먹으면 염증과 통증이 확 번져버린
다. 잘못된 식습관이 무릎의 통증이나 염증을 악
화시킨다는 사실을 염두에 둔다면 예방하거나
근본적인 치료가 될 것이다.

무릎관절염이 사라지게 하는 음식

많은 사람이 현재 먹고 있는 음식이 본인의 무릎 통증이나 관절염에 어떤 영향을 미치고 있는지 잘 모를 뿐만 아니라 신경을 거의 쓰지 않는다. 무릎관절염이 사라지게 하는 음식 6가지를 알아보자.

셀러리

셀러리는 항염증, 이뇨, 항산화 효과가 있다. 항염증 작용으로 무릎뿐만 아니라 우리 몸 전체의 만성 염증을 제거하고, 이뇨 효과로 무릎과 전신의 부종을 제거하고, 항산화 효과로 간과 혈액의 독소를 제거한다. 류마티스 관절염이나 크론병, 통풍을 유발하는 요산 제거에도 효과가 있다.

셀러리에는 비타민C를 포함해 비타민B6, 나이아신, 비타민K 등의 비타민과 지아잔틴, 루테인 및 베타카로틴 같은 플라보노이드 성분이 풍부하게 함유되어 있다. 이 성분들이 무릎의 염증을 감소시키고, 심장질환의 위험을 낮추고, 면역체계를 증진한다. 한 연구에 따르면 셀러리의 루테올린 성분이 기억력을 향상하고, 뇌 염증을 예방하고, 인지능력을 증가시킨다고 한다. 또한 아피제닌 성분은 항암작용을 하여 위암, 췌장암, 유방암의 성장을 억제한다.

셀러리를 녹즙이나 반찬으로 즐겨 먹으면 무릎 통증을 제거하는 완벽한 선택이 될 것이다.

사골 국물

무릎이 아플 때는 병원에 가서 진통제부터 맞는데, 사실 진통제는 요통이나 무릎 통증이 악화하는 원인이 될 수 있다. 진통제는 질병을 치료하는 것이 아니라 통증이 없는 것처럼 우리의 뇌를 속이는 것이다. 예를 들어 요리하다 손을 칼에 베이면 피가 나고, 붓고, 통증이 심하다. 이때 진통제를 먹으면 아프지는 않지만 상처는 그대로 있다. 통증이란 알람 신호, 화재경보 같은 것이다. 우리 몸에 이런 고장이 났으니 면역력을 동원해서 치료하라는 신호다. 이 신호를 지속해서 무시하면 건강에 큰 문제가 발생할 수밖에 없다.

무릎이 아플 때 무릎의 구성 성분이라고 알려진 글루코사놀, 콘드로이틴, 콜라겐 같은 건강식품을 많이 먹는다. 이런 성분이 모두 사골 국물에 들어있다. 사골 육수에는 콜라겐과 각종 아미노산, 미네랄이 풍부하게 들어있다. 그래서 무릎 건강뿐만 아니라 항염증 작용도 있고, 장점막을 보호하고, 피부노화를 방지하는 효능도 있다. 탄수화물은 거의 없고 단백질 함량이 높아서 다이어트 효과도 볼 수 있다. 사골 국물을 매일 한두 잔씩 복용하면 무릎 건강에 큰 도움이 된다.

우슬

우슬은 쇠무릎이라고 하는 식물의 뿌리다. 소의 무릎처럼 생겨서 우슬이라고 한다. 관절염 치료를 위한 한약 처방을 할 때 거의 빠지지 않는 약재 중의 하나다.

우슬에는 플라보노이드와 폴리페놀 같은 항산화 성분이 풍부하게 들어있어서 무릎에 발생하는 염증을 제거하는 효과가 있다. 또한 우슬에 함유된 천연 스테로이드호르몬인 엑디스테론이 무릎관절, 주변 근육의 염증과 통증을 완화하고, 근육량을 늘려주는 효과도 있다. 그뿐만 아니라 우슬은 식품의약품안전처로부터 '관절 및 연골 건강 개별 인정형 원료'로 지정되었다. 한 연구에 따르면 우슬이 뼈를 파괴하는 파골세포의 활동을 억제하여 골다공증의 위험을 무려 99.6% 줄여준다고 한다.

우슬은 끓여서 차로 마시면 된다. 무릎 통증을 치료하는 효능이 있는 강황, 대추, 두충, 오가피, 홍화씨 등 약재와 함께 차를 만들어 마시면 효과가 더욱 좋다.

레몬

우리 몸은 염증이 생기면 산성화된다. 특히 요산 수치가 높거나 통풍이 있는 사람은 몸의 산성화가 더 심해진다. 그래서 알칼리성 식품을 먹는 것이 중요하다. 레몬과 같은 감귤류는 실제로는 산성 식품이다. 하지만 이들이 체내로 들어오면 알칼리성 반응을 유도한다. 그래서 알칼리성 식품이 된다.

통풍은 퓨린이라는 핵산이 요산으로 변하여 혈액을 떠돌아다니다가 관절, 연골 등 조직에 침착되어 생기는 염증성 관절질환이다. 발병 부위가 빨갛게 변하고 부으면서 통증이 극렬한 질병이다. 2017년 연구에 따르면 레몬주스와 레몬추출물이 혈액 내의 요산 수치를 낮춰준다고 한다. 레몬주스를 마시면 우리 몸이 더 많은 양의 탄산칼슘을 배출하기 때문이다. 하루 1~2잔의 레몬주스를 마시면 좋다. 너무 진한 레몬주스는 치아 손상을 유발하고 입과 목, 위장을 자극할 수 있으므로 적당량의 물로 희석해서 먹어야 한다. 레몬은 강황, 대추, 우슬, 녹차와 함께 복용하면 더욱 효과적이다.

체리

체리도 레몬과 비슷한 효과가 있다. 체리는 항산화 성분이 풍부한 식품이다. 항산화 성분인 안토시아닌이 풍부하여 세포의 손상을 막고 노화를 방지한다. 심장질환 및 치매 예방, 항암 효과가 있다고도 알려져 있다. 그중에서 관절염과 통풍을 예방하는 데 탁월하다. 류마티스 학회의 연구 발표에 따르면 체리를 섭취한 통풍환자는 그렇지 않은 환자에 비해서 통풍 위험이 35% 낮아진다고 한다. 또한 미국 오리건 헬스앤사이언스 대학교의 연구에 따르면 육상선수들에게 경기 전 일주일 동안 체리주스를 마시게 한 결과, 선수들의 지구력이 증가하고, 관절 통증이 감소했다고 한다. 통풍, 관절염증, 관절 통증이 있는 사람은 레몬즙과 체리주스를 복용하면 좋은 효과가 있을 것이다.

강황

강황은 생강과의 식물이다. 매운맛을 내며 뿌리를 약재나 향신료로 사용한다. 주요성분인 커큐민 때문에 강렬한 노란색을 띤다. 호주 태즈메니아대학 멘지의과학연구소 연구팀은 강황 추출물이 무릎관절염으로 인한 통증을 감소시키는 효과가 있다고 보고했다.

무릎관절염으로 관절 연골이 변성되거나 마모되고 관절의 가장자리에 골극이 형성되면 통증이 심해진다. 무릎관절염을 앓는 사람들은 진통제를 많이 먹는데, 진통제의 장기 복용은 심장병과 신장병의 위험이

증가하는 부작용이 있다. 진통제의 다른 옵션으로 강황을 복용하기를
권한다.

무릎관절염으로 통증이 심하더라도 정기적인 운동으로 무릎 주변
근육을 강화하고, 혈액순환 촉진으로 세포 재생을 도와야 한다는 사실
을 잊지 말자.

> 무릎 통증과 관절염을 개선하는 음식
>
> ❶ 잘못된 식습관이 무릎 통증을 유발한다.
> ❷ 셀러리: 강력한 항염증 효과로 무릎 통증을 개선한다.
> ❸ 사골 국물: 글루코사놀, 콘드로이틴, 콜라겐이 풍부하다.
> ❹ 우슬: 엑디스테론 성분이 무릎의 통증과 염증을 완화한다.
> ❺ 레몬과 체리: 산성화된 몸을 알칼리성으로 바꾼다.
> ❻ 강황: 진통 효과가 탁월하다.
> ❼ 반드시 운동을 병행하자.

골다공증을 예방하려면 '이것'을 먹지 마라!

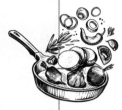

골다공증이 무서운 점은 평소에는 증상이 없다는 것이다. 어느 순간 뼈가 부러지고 난 후에야 증상이 나타나기 때문에 '침묵의 질환', '소리 없는 도둑'이라고 불린다. 골다공증이 위험한 이유는 골다공증 자체보다 2차적 피해가 크기 때문이다. 자칫 잘못하여 발목이나 하지의 뼈가 부러질 때 넘어지면서 머리 같은 중요한 부위를 다칠 수도 있다.

골다공증의 원인

골다공증은 퇴행성 질환이어서 거의 완치가 되지 않는다. 연세가 많은 노인의 경우에는 뼈에서 칼슘이 빠져나가 점점 뼈가 약해지는 속도를 좀 늦추어 줄 수 있을 뿐이다. 그래서 젊을 때 골밀도를 조금이라도 더 높여 놓아야 한다.

'골다공(骨多孔)'은 말 그대로 뼛속에 구멍이 많다는 뜻이다. 뼛속이 꽉 차 있으면 통뼈라고 하고 뼈 무게가 많이 나간다. 그런데 뼛속에 구멍이 숭숭 나 있고 비어 있으면 뼈의 강도가 점점 약해진다. 이렇게 골밀도가 낮을수록 뼈가 더 약해지고 잘 부러지게 되는 질환이 골다공증이다.

골다공증의 원인은 무엇일까? 사람의 뼈는 살아있는 조직이다. 인체가 살아가는 환경 변화에 대응하기 위해서 낡은 뼈를 제거하는 것을 '골흡수'라고 하고, 새로운 뼈를 만드는 것을 '골형성'이라고 한다. 이 두 가지 과정을 반복하는 것을 '뼈의 재형성'이라고 한다. 뼈의 재형성은 뼈 형태와 밀도에 영향을 미친다. 어떤 이유에 의해서 새로운 뼈가 형성되는 속도가 뼈가 분해되는 속도보다 느리거나, 분해되는 뼈의 양이 과도하게 많을 때 골밀도가 감소한다. 이렇게 뼈가 지속해서 녹아 없어지고, 밀도가 낮아져서 신체에 필요한 적절한 양의 뼈 형성을 유지할 수 없을 때 골다공증이 된다.

골다공증의 분류

골다공증은 일차성 골다공증과 이차성 골다공증으로 분류할 수 있다.

1) 일차성 골다공증은 노화로 인해 자연적으로 발생하는 '노인성 골다공증'과 폐경 여성에게 발생하는 '폐경 후 골다공증'이 대표적이다.

나이가 들면 피부, 간, 신장에서 만들어지는 활성 비타민D가 감소한다. 비타민D는 장에서 칼슘의 흡수를 증가시키고, 신장에서 칼슘의 배출을 감소시켜 체내 칼슘을 보존하는 작용을 한다. 또한 뼈 분해를 막아서 골다공증을 예방하는 효과가 있다. 나이가 들면 비타민D가 감소하면서 뼈의 형성이 늦어지고 골다공증에 걸리기 쉽다.

또한 여성의 경우에는 여성호르몬인 에스트로겐이 골밀도를 유지해준다. 그런데 생리가 끊어지는 폐경이 오면 뼈를 보호해주는 에스트로겐 분비량이 감소하면서 뼈가 약해지고 골다공증에 걸리기 쉬워진다.

2) 이차성 골다공증은 기저질환의 합병증이나 약물 부작용 때문에 발생한다. 당뇨병, 갑상샘기능항진증, 성호르몬 결핍, 위장질환 같은 소화기질환, 류마티스 관절염, 암, 장기이식 등으로 인해서 칼슘 섭취량이 적어지거나, 칼슘을 먹더라도 흡수가 제대로 되지 않을 때 골다공증이 생긴다.

또한 약물 복용이 골다공증을 유발할 수 있다. 약물 중에는 스테로이드제제가 골다공증을 유발한다. 스테로이드제제는 면역력을 약화시키고 골다공증을 유발하는 대표적 약제다. 관절염이 있을 때 많이 처방되는 약이 결국에는 골다공증을 유발하는 것이다. 또 항경련제, 갑상샘호르몬제, 항암제, 이뇨제 등과 같은 약물 복용에 따른 부작용으로 골다공증이 유발될 수 있다. 복용 시 항상 주의를 요하고, 장기 복용 시에는 반드시 주치의와 상의하기를 권한다.

이 외에도 영양실조가 골다공증 발병과 관련이 있다. 고혈압과 당뇨가 함께 있는 사람들이 식사 제한을 하면서 나타나는 경우다. 고혈압 때문에 육식을 끊고 저염식을 하거나, 당뇨 때문에 탄수화물을 끊게 되면서 골다공증이 발생한다. 모든 질환이 똑같지만 영양 섭취는 반드시 골고루 적당량 하는 것이 질병을 예방하는 최우선 조건이다. 또한 유전적인 요인도 있다. 어머니나 자매가 골다공증일 경우 골다공증이 발병할 우려가 높다.

골다공증의 위험성과 증상

골다공증은 골절되기 전까지는 특별한 증상이 없어서 골다공증에 걸린 줄 모르는 사람들이 많다. 골절이 일어나기 전에는 어떠한 통증도 동반하지 않으므로 질환을 방치할 수밖에 없다. 그래서 적절한 치료를 받지 못하면 골다공증은 필연적으로 골절로 이어지게 된다.

골다공증으로 골절이 발생하면 골절이 한 차례로 끝나는 것이 아니라 추가로 골절이 발생하고 새로운 골절이 발생할 위험이 점점 증가한다. 골다공증으로 대퇴 골절이 발생하면 약 50%의 환자는 완전한 회복이 되지 않는다. 심지어 1년 내 사망 위험이 약 20%까지 올라간다는 보고도 있다. 따라서 미리미리 병원 검진을 통해 골밀도를 측정하고 골절 발생을 예방하는 것이 중요하다.

가족력이 있거나, 척추 주위, 등이나 허리에 둔한 통증과 잦은 피로감을 느끼거나, 그와 동시에 작은 충격으로도 손목, 척추, 골반, 갈비뼈 등의 골절이 생기거나, 키가 갑자기 줄어들었다면 병원 검진을 반드시 해 보는 것이 좋다. 골밀도는 손실 후에 이를 회복하는 것보다 그전에 미리 예방하기가 훨씬 쉽다. 그만큼 한 번 손실된 뼈를 복구하기가 어렵다. 골다공증도 치료보다 예방이 더욱 중요한 질환 중 하나다.

골다공증을 예방하는 음식

골다공증을 예방하기 위해서 중요한 영양분은 칼슘과 비타민D다. 칼슘과 비타민D가 뼈를 생성하고 강하게 하는 데 필수적이기 때문이다. 비타민D는 칼슘이 몸에 제대로 흡수되도록 돕는다.

칼슘이 풍부한 음식

칼슘이 풍부한 음식은 우유와 요구르트, 치즈와 같은 유제품이다. 그 외에 뱅어포, 멸치, 연어, 등푸른생선이 있다. 또한 브로콜리, 케일 등과 같은 채소에도 칼슘이 풍부하다. 미역, 마카다미아 등도 칼슘 함량이 높다.

비타민D 함량이 높은 음식

비타민D 함량이 높은 음식으로는 표고버섯, 두부, 달걀 등이 있다. 비타민D는 음식보다 햇볕을 자주 쐬는 것이 더 중요하다. 햇볕 좋은 양지를 자주 찾아다니면 좋다.

상추

상추 속에는 칼슘뿐만 아니라 여러 가지 비타민, 철, 엽산 등이 풍부하다. 상추 100g에는 칼슘 40mg, 비타민A 1,040μg, 비타민K 200μg이 들어있다. 상추 속에 풍부한 비타민A가 칼슘의 흡수율을 높여주기 때문에 골다공증을 예방하는 데 큰 도움을 준다. 비타민K는 뼈에 칼슘이 모이는 것을 도와주고 소변으로 배출되는 것을 억제한다.

홍화씨

홍화씨 속에는 칼슘, 마그네슘, 칼륨 등이 풍부하여 뼈를 강화하는 것은 물론 관절염과 요통에도 효과가 있다. 특히 '유기백금'이라는 성분이 부서진 뼈를 이어주고 튼튼하게 하는 기능이 있다. 그래서 골절 환자들이 뼈를 빨리 붙게 하려고 많이 복용한다. 홍화씨 속에 함유된 마타이레시놀과 같은 폴리페놀 성분이 뼈를 형성하고 분화를 촉진해서 골다공증을 예방하는 효과가 있다. 부산대학교 구강생물공학연구소의 보고에 따르면 골다공증과 골감소증 환자에게 홍화씨 추출물을 매일 1년간 제공한 결과, 투여 1년 뒤에 골밀도가 31%까지 증가했다고 한다.

설탕이 많이 들어있는 탄산음료

탄산음료에 들어있는 인산 성분이 뼈의 칼슘을 빠져나가게 한다. 그래서 달콤한 음료수를 많이 먹을수록 칼슘이 빠져나가고, 뼈가 약해지고, 골다공증이 생긴다.

카페인이 들어간 커피와 녹차

카페인 성분은 칼슘의 흡수를 방해한다. 그래서 칼슘이 부족해지고 골다공증이 발생한다. 굳이 커피를 마시고 싶다면 카페인을 제거한 디카페인 커피를 마시자. 커피의 강렬한 자극을 잊지 못한다면 레몬즙을 권한다. 레몬의 강한 신맛이 커피의 추억을 지워줄 것이다.

과도한 음주

골다공증을 예방하려면 술을 자제해야 한다. 과도한 음주는 뼈의 형성을 방해하고, 칼슘 흡수도 방해한다.

골다공증 예방에 음식보다 더 중요한 것이 있다. 바로 운동이다. 운동을 해야 칼슘이 뼈로 간다. 뼈에 운동 자극이 전해져야 뼈가 칼슘을 불러온다. 운동은 하지 않고 칼슘만 먹게 되면 칼슘이 뼈까지 도달하지 못하고 중간에 정착하는 경우가 생긴다. 담낭에 들러서 담석이 되고, 신장에 눌러앉아 신장결석을 만들고, 관절에 정착하면 관절염이 된다. 그래서 골다공증을 예방하려면 반드시 운동을 함께 해주어야 한다.

> ### '침묵의 질환' 골다공증 예방에 좋은 음식과 나쁜 음식
>
> ❶ 골다공증은 뼛속에 구멍이 생기는 질환이다.
> ❷ 뼈가 형성되는 속도보다 분해되는 속도가 빠를 때 발생한다.
> ❸ 일차성 골다공증: 노화와 폐경
> ❹ 이차성 골다공증: 당뇨병, 갑상샘기능항진증, 위장질환, 암 등 기저질환으로
>   부터 발생한다.
> ❺ 골다공증은 사전 예방이 무엇보다 중요하다.
> ❻ 골다공증에 좋은 음식: 칼슘이 풍부하고 비타민D 함량이 높은 음식, 상추, 홍
>   화씨
> ❼ 탄산음료, 커피 등은 골다공증에 나쁜 음식이다.
> ❽ 운동을 해야 뼈가 튼튼해진다.

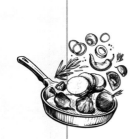

무릎관절염과 허리 통증을 치료하는 우슬·유향·계피 약차

나이가 들면 무릎 아픈 것이 당연하다고 생각하는 사람들이 많다. 하지만 무릎은 어떻게 사용하고 무릎 건강을 어떻게 지키느냐에 따라 상태가 달라진다. 우리나라 성인은 하루에 2,000~3,000보 정도를 걷고, 의자나 방바닥에서 앉았다가 일어서는 횟수까지 모두 합하면 하루에 대략 4,000번 이상은 무릎을 사용한다. 무릎은 체중을 지탱하는 역할을 하고 움직일 때마다 사용하는 부위여서 무릎에 손상이 오면 운동, 산책은 물론이고 일상생활에도 어려움이 생겨 삶의 질이 떨어진다.

불면증 환자는 무릎, 허리가 아픈 경우가 많다

필자의 한의원에 방문하여 불면증을 호소하는 분들은 대부분 허리와 무릎이 아파서 운동을 못 하는 경우가 많다. 몸을 자유자재로 움직이지 못하면 혈액순환이 나빠지고, 뇌의 힘이 약해지고, 수면의 질이 떨어진다. 혈액순환에 문제가 생기면 손발 저림이나 소화장애처럼 2차적 질병의 원인이 되기도 한다.

무릎 건강을 위해 따로 운동하는 사람들이 많은데, 무릎 운동을 하는 것은 좋은 습관이다. 하지만 본인의 상태에 맞지 않는 운동을 하면 오히려 부작용으로 무릎이 더 손상될 수 있어서 주의가 필요하다.

무릎관절은 혈관이 없어서 혈액순환이 중요하다. 또한 무릎에 전해지는 충격을 감소시키는 관절액이 탁해지면 염증이 잘 발생한다. 무릎에 있는 연골은 한번 닳아버리면 재생이 되지 않는다. 그래서 혈액순환, 염증 제어, 연골 보존 등 3가지가 모두 중요하다.

무릎과 허리 통증, 무릎관절염을 치료하는 약재

우슬

무릎을 튼튼하게 하는 약재 중에 으뜸은 우슬이다. 우슬은 '쇠무릎'이라고 부르는 풀의 뿌리를 약재로 사용한다. 소의 무릎 아래 다리를 보면 덩치에 비해서 아주 가늘게 보인다. 이렇게 약해 보이는 다리로 거대한 몸을 지탱하니 소의 무릎이 강해야 한다. 그래서 무릎에 좋은 약재의 이름이 우슬로 지어진 것이다.

우슬에는 사포닌이 풍부하고, 올레아놀산, 칼슘과 다당류 등이 포함되어 있다. 올레아놀산은 로즈마리, 백리향, 인삼, 산수유 등에도 풍부한 성분으로 염증과 종양 치료에 효과가 있다. 그래서 위염, 위궤양, 관절염을 치료하고, 특히 골관절을 튼튼하게 하고 골다공증을 예방하는 효과가 탁월하다. 또한 우슬에 풍부한 엑디스테론이란 성분이 골격을 튼튼하게 하고, 근육의 수축과 이완을 도와주고, 혈액 내의 불순물을 제거하고 소염, 진통 작용을 한다. 그래서 류마티스 관절염과 퇴행성 관절염에도 효과가 있다.

우슬은 무릎뿐만 아니라 허리 아픈데도 비슷한 효과가 있다. 그 외에도 콜레스테롤 수치를 낮추고, 심혈관 건강을 돕고, 고혈압, 동맥경화, 뇌졸중, 고지혈증에도 활용할 수 있다. 또 어혈을 제거하는 효능도 있어서 타박상에 효과적이다.

유향

유향은 예수님이 탄생하실 때 동방박사가 가져간 선물 중 하나이고, 요즘 홈쇼핑에서 엄청나게 팔리는 보스웰리아가 바로 유향이다. 유향은 유향나무의 상처에서 나오는 진액을 말린 것인데, 최상품 유향은 예멘, 오만 같은 중동 국가에서 생산된다. 보통 황색이나 은색을 띠고, 초록색이 짙을수록 고급품이다.

유향의 주요 효능은 소염, 진통 작용이다. 유향의 주성분인 보스웰릭산이 류코트리엔의 생성과 글리코사미노글리칸의 감소를 막아서 관절염증과 연골보호에 효과가 있다.

유향은 항암 효과도 있는데, 뇌의 부기를 감소시키고, 전립선암, 폐암, 대장암, 췌장암을 치료하는 데도 도움이 된다. 유향의 성분인 AKBA가 암세포의 자살을 유도하고 혈관의 증식과 암의 전이를 방해한다. 그 밖에 동맥경화나 심장마비의 원인이 될 수 있는 효소를 억제하여 심혈관질환 예방에도 탁월하다.

계피

관절은 혈액순환이 잘되지 않아서 날씨가 추워지면 관절이 더 시리고 아프다. 이때 관절의 혈액순환을 살리는 약재가 계피다. 2020년 '의학의 보완적 치료법'에 실린 연구에 따르면 계피를 매일 복용하면 류마티스 관절염으로 인한 염증과 산화스트레스 수준을 감소시킨다고 한다. 하루 1.5~4g 계핏가루를 섭취하면 염증 발생 시 상승하는 산화스트레스의 지표인 말론디알데히드(MDA)가 현저하게 감소하고, 염증 부위에서 생성되는 인터루킨-6도 줄어든다.

무릎과 허리 통증, 무릎관절염으로 고생하고 있다면 우슬·유향·계피 약차를 마실 것을 권한다. 우슬·유향·계피를 각각 4~8g씩 배합하고, 500~1,000cc 물에 끓여 10% 정도 졸여서 마시면 된다. 하루 100ml씩 2~3회 복용하고, 꿀을 조금 타서 마시면 더욱 좋다. 다만, 급성 염증이나 급성 관절염이 있을 때는 이렇게 마시면 안 되고 만성기의 환자에게만 해당한다.

올바른 무릎 운동법

무릎을 많이 사용하면 관절염이 올 수 있다는 말은 일부는 맞고 일부는 틀린다. 무릎을 과도하게 사용하면 관절염이나 무릎 통증이 생길 수 있다. 그렇다고 무릎을 사용하지 않으면 오히려 노화가 더 빠르게 진행된다. 무릎을 자주 쓰지 않으면 활액이 줄고 무릎이 점점 굳어진다. 또한 운동량을 줄이면 무릎 주변의 근육들까지 같이 약해져 버린다. 그래서 무릎관절에 가해지는 부담이 더 심해지고 퇴행성 관절염이 심해지는 악순환에 빠진다.

무릎을 건강하게 지키는 좋은 방법은 무릎을 사용하지 않고 보존하는 것이 아니라 건강하게 잘 사용하는 것이다. 그 방법 중 가장 좋은 것이 바로 걷기다. 걷기는 여러 운동 중에서 신체에 무리 없이 할 수 있는 대표적인 운동이다. 무릎이 건강하고 통증이 없는 성인은 하루에 30분~1시간 정도 걷는 것이 적합하다.

걷기 외에 추천하는 운동은 자전거 타기다. 자전거 타기도 무릎 통증이 없는 사람들이 해야 하는 운동이다. 실내 자전거도 좋다. 자전거는 앉아서 타므로 무릎에 전해지는 체중 부담을 줄일 수 있어서 무릎에 부담이 적은 운동이다. 하루에 15분에서 30분 정도 자전거를 타면 적당하다.

무릎이 약한 노인이나 무릎관절이 약한 사람에게는 수영을 추천한다. 물속에서는 관절에 가해지는 부담이 줄어들기 때문에 가볍게 무릎 운동을 할 수 있다는 장점이 있다. 또한 무릎에 통증이 있는 사람은 자신의 상황에 맞게 운동과 스트레칭을 해주는 것이 중요하다. 통증이 느껴지지 않는 범위 안에서 운동하고 점차 운동 범위를 늘려나가는 것이 핵심 포인트다. 무릎관절염 환자들이 집에서 할 수 있는 운동으로는 종아리 근육 스트레칭이 좋다.

무릎관절염과 허리 통증을 치료하는 비법 약차와 무릎 운동법

❶ 무릎과 허리가 아프면 혈액순환이 나빠지고 불면증이 생긴다.

❷ 우슬: 엑디스테론 성분, 골관절을 튼튼하게 하고 소염, 진통 작용이 있다.

❸ 유향: 보스웰릭산, 관절 염증과 연골 보호

❹ 계피: 혈액순환을 살리고 염증 물질을 감소시킨다.

❺ 우슬·유향·계피: 비법 약차

❻ 올바른 무릎 운동법: 걷기, 자전거 타기

❼ 무릎이 약한 사람은 수영과 종아리 근육 스트레칭이 좋다.

잠자기 전에
절대 먹으면 안 되는
음식

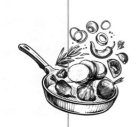

우리나라 전체 인구의 약 30%가 불면증 환자라고 한다. 숙면하기 위해서는 방해하는 요소를 먼저 제거해야 하는데, 딱 두 가지만 염두에 두어도 도움이 된다.

1) 체온이 조금 낮아야 한다. 한여름 열대야에 실내 온도가 높아서 체온이 올라가면 잠이 오지 않는다. 잠을 잘 때는 실내 온도를 약간 서늘하게 하는 것이 좋다.

2) 배 속이 비어 있어야 한다. 과식해서 배 속이 가득 차 있으면 잠이 잘 오지 않는다.

숙면을 방해하는 대표적인 음식

카페인

카페인은 커피와 녹차에 들어있는 성분이다. 수면 장애로 고생하면서도 '아침 커피 한 잔 정도는 잠자는데 큰 지장을 주지 않을 거야'라고 생각하면서 커피를 매일 마시는 사람들이 있는데, 아침에 마시는 커피 한 잔도 수면에 큰 영향을 줄 수 있다. 특히 수면 장애가 있는 경우 교감신경을 흥분시키고 카페인에 더욱 예민하게 반응하기 때문이다.

티라민이 함유된 음식

티라민은 체내에서 생성되는 아미노산인 티로신의 대사 생성물이다. 티로신은 주로 식품에서 발견되는데, 고기와 치즈, 포도주, 맥주 등 다양한 식품에 함유되어 있다. 주로 발효식품에 많이 함유되어 있어서 식품의 신선도를 평가하는 지표로도 사용된다.

티라민이 숙면을 방해하는 이유는 신경전달물질로 작용하기 때문이다. 중추신경계에 영향을 주어 혈관을 수축시키고 혈압이 상승한다. 그래서 두통, 심장박동의 빠름, 혈관 수축 등의 증상이 나타날 수 있다. 특히 티라민 감수성이 높은 사람들은 식품에서 섭취한 티라민이 위험 수준 이상으로 증가할 때 심각한 편두통이 발생하기도 한다.

티라민이 중추신경계를 흥분시키는 이유는 도파민과 아드레날린의 분비를 증가시키기 때문이다. 도파민은 뇌신경, 아드레날린은 부신에서 분비된다. 자율신경실조증 환자들의 경우 교감신경이 흥분하면 이 호르몬이 더욱 많이 분비된다. 그래서 심장박동이 증가하고, 혈압이 올라가고, 동공이 확장되고, 호흡이 가빠지고, 근육이 떨리고, 소화장애가 발생하게 되는 것이다. 이렇게 몸이 흥분하면 뇌신경이 과흥분하면서 수면 장애와 불면증을 유발한다. 그러므로 티라민이 함유된 음식을 잠자기 전에 먹어서는 안 된다.

Tip 와인과 막걸리

티라민은 와인과 막걸리 같은 발효식품에 많이 함유되어 있다. 최근에 와인 소비 인구가 급격히 늘어나면서 잠자기 전에 와인을 마시고 나면 잠이 잘 온다는 사람들이 많다. 하지만 잠자기 전에 마시는 와인은 장기적으로 뇌신경을 흥분시키고 혈압을 올리기 때문에 수면 장애를 유발하는 원인이 된다. 게다가 와인 안주로 치즈를 곁들이는데, 치즈도 발효식품이므로 티라민이 많이 들어있다. 그래서 와인과 치즈를 함께 먹으면 뇌신경을 더욱 흥분시킬 수 있다.

특히 일부 우울증 치료제나 파킨슨씨병 치료제, 편두통 치료제, 결핵 치료제 등이 티라민의 분해를 억제하여 치명적인 혈압상승을 유발할 수 있다. 따라서 이런 약물을 복용하는 사람은 티라민이 함유된 음식을 더더욱 피해야 한다. 유럽에서는 이런 약물을 복용하는 환자가 치즈를 섭취하고 나서 뇌출혈과 심장마비로 사망하는 경우가 종종 있다고 한다. 일명 '치즈증후군'이다. 해당 약물을 복용하는 사람은 치즈뿐만 아니라 와인, 막걸리, 맥주, 소시지, 말린 생선, 소금에 절인 염장 생선 등을 먹을 때 각별히 주의하기를 권한다.

잠자기 전에 짜게 먹는 것이 숙면을 방해한다

수면 장애는 뇌신경의 힘이 약해져서 발생한다. 뇌력이 약해지면 각성에서 수면으로의 상태 전환이 잘되지 않는다. 뇌의 힘이 약해지는 가장 큰 이유는 스트레스와 노화 때문이다. 스트레스가 쌓이고 노화가 진행될수록 뇌신경에 노폐물이 더 많이 쌓이게 되고 결국 뇌신경의 힘(뇌력)이 약해지는 것이다.

뇌는 뇌척수액에 담겨 있고 거미막이라고 불리는 막에 의해 둘러싸여 있다. 뇌척수액에 생긴 노폐물은 글림프 시스템이라고 하는 림프순환에 의해 배출된다. 뇌에도 혈액순환이 중요한 이유다. 뇌신경을 둘러싼 혈관과 림프관의 순환이 원활하지 못하면 뇌신경에 베타 아밀로이드 같은 노폐물이 쌓이고 뇌신경의 힘이 약해진다. 그래서 수면 장애, 불면증이 발생한다.

우리가 잠을 자는 동안 중요한 생체 활동은 신경을 재정비하는 것이다. 낮에 있었던 좋은 일, 나쁜 일, 기억해야 할 일, 기억에서 지워버려야 할 일 등을 재배치하는 작업이 뇌신경에서 일어난다. 그래서 우리가 잠을 자는 동안에도 뇌는 활발히 움직인다. 이러한 뇌신경의 활동을 방해하는 음식이 '소금'이다. 잠자기 전에 짜게 먹는 것이 숙면을 방해한다. 짠 음식을 먹고 나면 혈압이 올라가고 뇌신경을 청소하는 림프액의 순환을 방해하므로 야식이 몸에 나쁜 것이고, 짠 음식을 먹는 것이 나쁜 것이고, 많이 먹는 것이 나쁜 것이다.

가벼운 운동이나 반신욕은 불면증에 도움이 된다

운동을 하여 혈액순환을 강제로 시키면 뇌신경의 글림프 시스템도 활성화한다. 운동으로 오른 체온이 식으면서 수면을 유도해준다.

또한 반신욕은 온몸의 모세혈관을 열어서 뇌신경에 걸린 압력을 뚝 떨어뜨린다. 림프순환도 강제로 시켜서 노폐물을 제거한다.

건강해지려면 잠을 잘 자야 한다. 잠을 잘 자야 만성피로가 해소되고, 정신적 스트레스가 감소하고, 면역력이 높아지고, 혈액순환이 잘된다. 또한 잠을 잘 자야 치매나 암에 걸릴 확률이 줄어들고 건강하게 장수할 수 있다.

잠자기 전에 절대 먹으면 안 되는 음식

❶ 잠자기 전에는 티라민이 함유된 와인, 막걸리, 육포, 소시지, 치즈 등을 먹지 않는다.

❷ 커피는 마시지 않는다.

❸ 과식하지 않고 배 속을 비워둔다.

❹ 가벼운 운동과 반신욕으로 뇌신경에 쌓인 노폐물을 제거한다.

저녁에 먹으면 좋은 음식 6가지

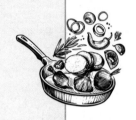

저녁에는 다이어트하느라 식사를 거르는 사람들이 많다. 하지만 저녁에 아무것도 먹지 않으면 영양분이 부족해지기 쉽다. 특히 중년 이후에는 면역력이 떨어지고 근육량도 줄어들기 때문에 저녁 식사를 거르는 것보다는 음식을 잘 골라 먹을 것을 권한다. 기름기가 많은 음식보다는 부드러운 단백질이나 섬유질이 풍부한 가벼운 음식을 먹는 것이 좋다.

저녁에 먹으면 좋은 음식

저녁 시간에는 기본적으로 우리 몸의 신진대사 기능이 떨어지고, 소화액의 분비가 감소하므로 소화가 잘되는 음식을 찾아 먹어야 한다. 또한 저녁에는 낮보다 활동량이 감소하여 같은 양을 먹더라도 체중 증가로 이어지기 쉽다. 그래서 저녁 식사는 아침, 점심보다 소식하는 것이 좋다. 그리고 너무 늦은 밤에 과식하면 음식물을 소화하느라 깊은 잠을 잘 수 없어서 수면의 질이 떨어지고 다음 날 피곤함으로 이어진다.

저녁에 먹으면 좋은 음식을 알아보자.

호박죽 또는 단호박죽

호박에는 식물성 섬유질과 비타민B$_1$, B$_2$, C, 칼슘과 철분, 인 등의 미네랄이 균형 있게 들어있다. 특히 단호박은 점막을 튼튼하게 해주고 감기를 예방할 뿐만 아니라 몸을 따뜻하게 해주는 효과가 있다. 또한 단호박을 노랗게 만들어주는 '베타카로틴' 색소가 다량 함유되어 있는데, 베타카로틴은 항산화 성분으로 체내에 산소를 공급하고, 혈액순환에 도움을 주고, 체온을 따뜻하게 유지해준다. 체온이 따뜻해야 장운동이 원활해지고 소화도 잘된다. 그래서 체온을 따뜻하게 올려주는 호박 또는 단호박을 먹으면 좋다. 이왕이면 소화도 잘되고 영양도 풍부하게 죽으로 끓여서 호박죽 또는 단호박죽으로 저녁에 먹을 것을 추천한다.

우유+통곡물 시리얼

우유에는 필수아미노산인 트립토판이 들어있다. 트립토판은 잠을 유도하는 멜라토닌과 세로토닌의 수치를 높이는 역할을 한다. 그래서 밤에 잠이 잘 오지 않을 때 따뜻한 우유 한 잔을 마시면 숙면에 도움이 된다.

우유는 그냥 마셔도 되지만 시리얼을 타서 저녁 식사 대용으로 먹어도 좋다. 그런데 일반 시리얼의 경우에는 당 함유량이 많아서 될 수 있는 한 '통곡물' 시리얼을 타서 먹기를 권한다. 통곡물 시리얼은 일반 시리얼보다 설탕과 지방 함유량이 적고, 식이섬유가 더 많이 포함되어 있어서 혈관 내에 쌓인 콜레스테롤을 청소하는 역할을 한다. 몸에도 좋고 맛도 고소한 통곡물 시리얼을 살짝 따뜻하게 데운 우유와 함께 저녁 시간에 먹을 것을 추천한다.

연어

연어는 맛과 식감이 좋고 단백질, 오메가3 등의 영양소도 풍부하다. 연어를 저녁에 먹으면 좋은 이유는 연어에 들어있는 비타민B6가 숙면할 수 있는 멜라토닌 호르몬의 생산을 돕기 때문이다. 또한 풍부한 단백질이 밤새 허기져서 잠이 깨는 일을 막아준다. 그래서 저녁에는 육류보다 단백질 함유량이 많고 숙면을 돕는 연어를 간단히 먹을 것을 권한다.

녹색 잎채소

녹색 잎채소는 건강에 유익한 성분이 다량으로 함유되어 있어서 꼭 섭취해야 할 식품 중 하나다. 그중에서도 상추가 좋다. 상추에는 비타민과 미네랄이 풍부하여 신진대사를 돕고 피로 해소에 도움이 될 뿐만 아니라 피를 맑게 한다. 또 해독작용이 있어서 몸속 노폐물을 잘 배출하게 해준다.

상추를 저녁에 먹으면 숙면에 도움이 된다. 상추 줄기에 있는 우윳빛 유액에 함유된 락투카리움 성분이 수면 및 신경안정 작용을 한다.

깻잎

깻잎을 저녁에 먹으면 좋은 이유는 깻잎에 수면을 돕는 칼슘이 다량 함유되어 있기 때문이다. 깻잎에는 시금치나 상추보다 칼슘이 더 많이 들어있다. 그뿐만 아니라 깻잎은 노화를 방지하고 항산화 효능도 있어서 우리 몸 건강에 좋은 채소 중 하나다.

깻잎은 채소류 중에서 철분이 많기로 유명하다. 칼슘, 칼륨 등 무기질과 비타민A, C도 풍부하다. 또 파이톨Phytol이라고 하는 식물화합물이 들어있어 암세포를 골라내 파괴하는 작용을 한다. 파이톨은 병원성 대장균과 다른 병원성 균도 제거하고 인체의 면역기능을 강화한다. 또한 깻잎은 피부에 주름이 생기는 것을 억제하는 효능도 있어 피부 미용에도 좋다.

이렇게 몸에 좋고 숙면을 도와주는 상추와 깻잎을 같이 먹을 것을 권한다. 저녁에 쌈밥으로 같이 먹으면 맛도 좋고 영양도 만점이다.

바나나

바나나에는 비타민, 칼륨, 식이섬유 등이 풍부하다. 그중에서도 수면을 촉진하고 몸을 이완시키는 데 도움이 되는 마그네슘, 트립토판이 함유되어 있어서 수면 시 생성되는 멜라토닌 분비를 원활하게 해준다. 그래서 바나나를 먹고 자면 숙면할 수 있고, 수면 부족으로 인한 두통도 해결할 수 있다. 또한 바나나의 섬유질은 소화 기능을 개선하고 포만감을 주기 때문에 잠자는 도중에 배가 고파서 깨는 일 없이 푹 잘 수 있다.

저녁에 먹기 좋은 음식이라고 해서 잠자리에 들기 직전에 과식하면 소화장애가 생기거나 역류성 식도염 같은 부작용이 생길 수 있다. 저녁에 먹는 음식은 더 꼭꼭 천천히 씹어서 소화가 잘되도록 하고, 음식을 먹고 난 뒤 적어도 1~2시간 후 잠자리에 들 것을 권한다.

저녁에 먹으면 좋은 음식

❶ 호박죽 또는 단호박죽: 체온을 따뜻하게 올려준다.
❷ 우유+통곡물 시리얼: 잠을 유도하는 멜라토닌과 세로토닌의 수치를 높인다.
❸ 연어: 비타민B6가 숙면할 수 있는 멜라토닌 호르몬의 생산을 돕는다.
❹ 상추: 락투카리움은 상추의 성분, 수면 및 신경안정 작용을 한다.
❺ 깻잎: 수면을 돕는 칼슘이 다량 함유되어 있다.
❻ 바나나: 섬유질이 소화 기능을 개선하고 포만감을 준다.

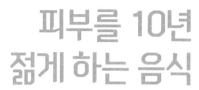

피부를 10년
젊게 하는 음식

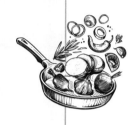

사람들의 공통적인 소망은 피부를 더 젊게 유지하는 것이다. 많은 사람이 조금 더 젊어 보이기 위해서 피부 관리도 받고, 운동도 하고, 노화 방지 식품도 먹는다. 모두 중요하지만 가장 신경 써야 할 것은 올바른 먹거리다.

피부노화를 예방하는 음식

녹차

녹차에는 카테킨이라고 하는 강력한 항산화제가 들어있다. 카테킨은 폴리페놀의 일종으로 1) 우리 몸속의 활성산소를 제거하는 역할을 한다. 2) 나쁜 콜레스테롤을 없애주고 비만을 예방한다. 3) 혈관의 염증을 제거해서 동맥경화도 막아준다. 4) 카테킨은 세포사멸을 유도하여 암세포를 죽이고, 암의 성장신호를 차단하여 암세포의 성장을 중단시킨다.

특히 녹차 추출물은 피부의 건강을 증진해주는 효과가 있다. 피부염과 주사비와 같은 피부 염증을 제거하는 효과가 강력하고, 자외선 노출로 인해 발생하는 피부 탄력성 감소나 노화를 방지하는 효능이 있다.

사골 국물

최근에 사골 다이어트가 유행하고 있다. 유명한 여배우 기네스 펠트로가 사골 국물을 먹고 다이어트 효과를 보았다고 해서 입소문이 났다. 사골 다이어트는 간헐적 단식의 하나인 5:2 단식(일주일에 5일은 평소대로 먹고, 2일은 저열량식을 한다. 단식하는 동안에는 아침, 점심은 굶고 저녁만 먹는 1일 1식을 하면 된다)을 하면서 단식 기간에 사골 국물만 마시는 것이다. 사골 국물은 포만감과 영양공급을 동시에 한다.

사골에는 여러 가지 영양 성분이 들어있는데 그중 돋보이는 것은 콜라겐 함량이 아주 높다는 것이다. 사골 속의 콜라겐 성분과 지방 성분이 피부 탄력을 길러준다. 피부노화를 막기 위해서 사골 국물을 자주 마시면 좋다.

올리브오일

노화 방지에 올리브오일을 빼놓을 수 없다. 올리브오일은 먹지 않고 피부에 바르기만 해도 피부 건강에 강력한 효능을 발휘한다. 올리브오일에는 나쁜 콜레스테롤을 제거하는 올레산이 많이 포함되어 있다. 올레산을 피부에 바르면 피부 건조를 막아준다. 올리브오일이 피부의 가장 위층인 각질 부분에 침투하여 피부의 수분 증발을 막아주기 때문이다. 비타민A가 피부의 표면과 내부가 거칠어지는 것을 막아주고, 비타민E는 항산화제로 피부의 노화를 방지한다. 폴리페놀 성분은 항산화 작용으로 기미를 예방하고, 스콸렌 성분은 보습 효과가 높다.

올리브오일의 또 다른 효능은 막힌 피지를 녹여서 모공 속을 깨끗하게 청소해주는 것이다. 각질을 제거해서 주근깨를 제거하고 피부색을 밝아지게 하는 효능도 있다.

갈근

갈근은 일반적으로 칡이라고 부른다. 갈근은 한약재로 사용되는데 땀을 내고, 열을 내리고, 갈증을 치료하는 효과가 있다. 갈근은 우리 몸의 진액을 피부로 보내서 피부병을 치료한다. 갈근이 피부에 좋은 이 유는 식물성 에스트로겐인 다이드제인 함량이 높기 때문이다. 콩의 30 배, 석류의 600배나 된다.

계피

계피는 피부의 혈액순환을 원활하게 하고, 동시에 콜라겐의 생성을 촉진하여 피부를 탄력있게 만들어준다. 계피의 플라보노이드 성분이 소염제 효능이 있어서 피부의 염증과 부기를 빼고 알레르기를 완화한 다. 계피의 주요성분인 신남알데히드 Cinnamaldehyde가 혈관을 확장하여 피부와 관절에 영양을 공급한다.

계피는 여성질환에도 효과가 있다. 따뜻한 성질 때문에 생리통과 생 리불순에 효과적이고 동시에 남성의 힘도 증가시켜 준다. 계피처럼 매 운 향신료들은 피부 혈관을 확장하고 피부에 수분을 공급하는 역할을 한다. 생강이나 양파, 고추 등이 모두 효과가 있다. 대부분의 매운 향신 료들이 항산화 작용이 강하기 때문이다. 다만, 과다 복용은 오히려 해 가 될 수 있다.

아마씨

아마씨에는 건강에 좋은 지방산과 항산화 성분 그리고 섬유질이 풍부하다. 맛도 좋고 식감도 좋아서 먹기에 편하다. 아마씨에는 오메가3 지방산, 리그난 성분이 풍부하게 들어있다. 오메가3와 비타민B가 피부의 건조함을 줄여주고 피부에 수분을 공급한다. 오메가3는 자외선으로부터 손상된 피부를 복구하는 능력도 있다. 그래서 여드름, 주사비, 건선, 아토피 등의 피부염과 안구건조증을 개선해준다. 리그난 성분은 식물성 여성호르몬으로 작용해서 피부의 탄력을 키워준다. 피부에 효과를 보기 위해서는 아마씨를 오일 형태로 섭취하면 효과적이다. 오메가3와 리그난의 농도가 더 높아지기 때문이다.

녹황색 채소

녹황색 채소는 항산화물질이 가장 풍부한 음식의 대명사다. 비타민C, 카로티노이드, 폴리페놀, 셀레늄 등이 풍부하다. 비타민C는 비타민A, E와 한 세트로 생각하는 것이 좋다. 서로 필요하기 때문이다. 비타민A는 피부의 멜라닌 색소 침착을 막아주고 자외선이나 염증으로 손상된 피부의 재생을 돕는다. 비타민C와 E는 활성산소로부터 피부 세포를 보호하고 피부노화를 방지한다. 카로티노이드 성분은 과일과 채소가 붉은색, 주황색 노란색을 띠게 하는 색소이면서 강력한 항산화제다. 당근에 많이 들어있는 베타카로틴, 토마토와 수박에 함유된 라이코펜, 시금치에 많은 루테인 등이 우리 몸속에서 비타민A로 변하여 피부 건강을 살려 준다.

등푸른생선

등푸른생선은 흰살생선(도미, 넙치, 가자미, 대구, 명태, 복어 등)과는 달리 진하고 기름진 맛이 강하다. 청어, 꽁치, 고등어, 삼치, 참치 같은 등푸른생선은 아미노산과 불포화지방산이 풍부하다. 이 불포화지방산이 콜레스테롤 수치를 낮춰주고 심장질환, 동맥경화, 고혈압 등 성인병을 예방한다. 연어와 참치에 포함된 오메가3 지방산이 피부를 윤기 있게 하고 꽁치에 풍부한 비타민A가 피부노화를 방지한다.

다크초콜릿

다크초콜릿은 강력한 항산화제다. 크렌베리, 블루베리, 아사히베리보다 훨씬 강력한 항산화 효능이 있다. 다크초콜릿은 혈압을 낮추고 동맥 혈관의 탄력을 살려준다. 또 인슐린 저항성을 감소시켜 염증을 차단한다.

다크초콜릿은 피부의 혈액순환을 개선하여 수분을 공급하고 탄력성을 증가시킨다. 특히 카카오에 풍부하게 함유된 플라바놀Flavanol 성분이 자외선에 의한 피부 손상을 줄여주고 피부노화를 방지한다.

다크초콜릿은 혈소판 응집을 막아서 혈전을 예방하고, 테오브로민Theobromine과 카페인 성분이 불안감을 감소시키고 뇌혈류량을 증가시켜 알츠하이머 치매와 파킨슨병을 예방하는 효과도 있다.

피부를 10년 젊게 만들어주는 음식을 먹더라도 운동으로 혈액순환을 촉진하고 땀을 흘려서 노폐물을 제거하지 않으면 아무 소용이 없다는 점을 잊지 말자.

피부노화를 예방하는 음식

❶ 녹차: 카테킨, 강력한 항산화 작용이 있다.

❷ 사골 국물: 콜라겐이 풍부하다.

❸ 올리브오일: 항산화 작용

❹ 갈근: 식물성 여성호르몬

❺ 계피: 피부 혈액순환을 개선한다.

❻ 아마씨: 오메가3, 리그난 성분

❼ 녹황색 채소: 비타민과 항산화 색소들

❽ 등푸른생선: 불포화지방산이 풍부하다.

❾ 다크초콜릿: 플라바놀, 테오브로민 등 강력한 항산화제

기력 회복에
좋은 음식

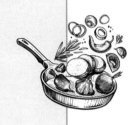

몸이 힘들어서인지 이상하게 자꾸 졸리고, 입맛은 떨어지고, 몸이 무겁게 느껴져서 한곳에 가만히 앉아있거나 눕고 싶다는 분들이 많다. 또한 조금밖에 움직이지 않았는데도 피로감을 쉽게 느끼고, 만사에 의욕이 떨어지고, 머리가 멍하게 안개 낀 듯하고, 어지럼증과 두통이 수시로 찾아온다. 몸이 지속해서 이런 증상을 보인다면 그 이유는 '기력(氣力)'이 떨어졌기 때문이다.

왜 기력이 떨어질까?

'기력'은 사람이 몸으로 활동하는 힘, 즉 에너지^{Energy}다. 활동할 힘이 없으면 만사가 귀찮고 축 처져있게 된다. 그렇다면 기력은 왜 떨어지거나 없는 것일까? 병에 걸린 것이 아니더라도 날씨 변화나 과로, 마음고생, 만성피로증후군, 노화 때문에 기력이 쇠하거나 소모될 수 있다. 마음고생은 스트레스를 말한다. 사실 노동으로 인한 과로보다 에너지를 더 소모하는 것이 스트레스다. 기운이 없을 때는 이 부분도 고려해야 한다.

기력이 없을 때는 무엇보다 음식을 잘 먹는 것이 중요하다. 음식을 잘 먹어야 힘이 생겨서 잘 움직일 수 있고 마음도 편안해진다.

기력이 없을 때 먹으면 좋은 음식

제철 과일과 채소

1) 봄의 제철 과일과 채소는 대표적으로 딸기와 미나리가 있다. 딸기는 피로 해소, 해독작용에 관여하는 비타민C와 혈액순환에 도움이 되는 칼륨이 풍부하여 기력 회복에 도움이 된다.

미나리는 해독작용이 뛰어나서 한방에서는 예로부터 약재로 사용되었다. 간 기능을 개선하는 효과가 뛰어나기 때문이다. 《동의보감》에서 미나리는 갈증을 풀어주고 머리를 맑게 하며, 주독을 제거하고, 대장과 소장을 통제하여 황달, 부인병, 음주 후의 두통이나 구토에 효과적이라고 한다.

2) 여름의 제철 과일과 채소는 복숭아와 오이가 있다. 복숭아 속에 들어있는 아스파르트산 성분이 피로물질인 활성산소와 콜레스테롤, 암모니아를 배출하여 우리 몸속의 염증을 억제하므로 피로 해소에 효과적이다.

오이는 수분이 약 95%나 된다. 비타민C가 풍부하여 여름철 더위로 인한 피로를 해소해주는 최고의 채소다. 오이 100g당 칼륨이 161mg 들어있다. 그래서 여름철 열기로 몸이 달아오르고 갈증이 있을 때 수분을 보충해주는 최고의 채소가 바로 오이다. 등산할 때 오이를 많이 가져가는 이유다.

3) 가을의 대표적인 제철 과일과 채소는 단감과 늙은 호박이다. 단감은 비타민A와 C가 골고루 들어있어서 피로 해소와 감기 예방에 탁월한 효능이 있다. 또 탄닌과 베타카로틴 성분이 있어서 항산화 효과도 좋다.

늙은 호박 역시 비타민A와 C의 함량이 높아서 피로 해소는 물론 노화 방지에 도움이 된다. 또한 식이섬유가 풍부하여 장운동을 돕는 역할도 한다. 호박은 무엇보다 물만 먹어도 붓는 사람에게 최고의 채소다.

4) 겨울의 대표적인 제철 과일과 채소는 감귤과 더덕이다. 감귤은 비타민C의 보고(寶庫)로 잘 알려져 있다. 그뿐만 아니라 신맛을 내는 구연산이 풍부하여 피를 맑게 하고 신체의 에너지대사를 활발하게 해

준다. 그래서 피로 해소에 최고다. 감귤은 맥주효모와 함께 먹으면 더욱 좋다. 맥주효모의 비타민B군과 셀레늄이 감귤과 만나면 피로를 더 빨리 해소해준다.

더덕은 칼슘 함유량이 많고 사포닌이 풍부하다. 그래서 피로 해소에 도움을 준다. 또한 더덕은 소염기능과 해독작용이 있어서 기관지가 약한 사람에게 좋다. 더덕과 박하, 생강, 대추를 함께 끓여 마시면 기관지염과 역류성 식도염을 치료하는 비법 약차가 된다.

보양식

1) 삼계탕

따뜻한 성질을 가진 닭고기는 땀을 많이 흘려서 체력이 떨어졌을 때 체력과 기운을 보충해준다. 그래서 여름 삼복에 삼계탕을 많이 먹는다. 특히 운동선수들의 최애 보양식이 삼계탕이다. 삼계탕에는 일반적으로 인삼, 황기, 대추, 밤 등 여러 가지 한약재가 들어간다. 대부분 기와 혈을 올려주는 약재들이다. 무더위로 약해진 기운을 보충해주려는 것이다. 삼계탕은 한방삼계탕이 최고다.

2) 추어탕

추어탕은 원래 가난한 백성들의 음식이었으나 영양이 뛰어나고 맛이 좋아서 임금님도 즐겨 먹는 보양식이 되었다. 미꾸라지는 원기 회복과 소화에 도움을 주기 때문에 식욕이 떨어져서 입맛이 없는 사람, 연세가 많은 노인, 질병 치료 중인 환우들에게 아주 좋다. 그뿐만 아니라 다른 동물성 식품에서는 보기 드물게 비타민A를 다량 함유하고 있다. 그래서 피부를 튼튼하게 보호하고, 면역력을 높여서 세균에 대한 저항력이 강해진다. 미꾸라지는 뼈째 갈아서 만들므로 칼슘 섭취에도 유리하다.

추어탕에 전복을 추가한 전복추어탕이 인기다. 이왕이면 비타민과 미네랄이 풍부하여 기력 회복에 도움을 주는 '전복'이 들어간 전복추어탕을 추천한다. 전복은 바다의 산삼이라고도 한다. 전복에는 아르기닌과 아연 성분이 풍부하여 정자의 활동과 생산량을 늘려준다. 또 타우린, 메티오닌, 시스테인 성분이 간세포 생성을 도와서 간의 해독작용을 돕고, 담즙 분비를 촉진하여 간 기능을 회복시켜 준다. 그래서 숙취 해소 음식으로도 최고다. 추어탕은 전복과 함께 먹으면 좋다.

3) 장어

장어는 우리나라뿐만 아니라 서양에서도 즐겨 먹는 자양 강장 식품이다. 《동의보감》에는 '장어는 양기를 돋우고, 양념해서 끓여 먹으면 좋은 보약이 된다'라고 기록되어 있다. 예로부터 우리 조상님들은 기력 보강을 위해 장어를 즐겨 먹었다. 장어에는 지방과 단백질, 불포화 지방산, 아연과 셀레늄이 풍부하게 들어있다. 그래서 소염작용과 상처 회복에 도움이 되고, 면역력 강화에 아주 좋다. 장어는 구워 먹든 끓여 먹든 다 좋다.

보약

보약은 일반적으로 한의원에서 처방하여 지어주는 한약을 말한다.

사실 보약과 치료약이 따로 있는 것은 아니다. 내 몸에 부족한 것을 채워주면 그것이 바로 보약이다. 자신의 체질과 몸 상태를 정확히 진단받고 알맞게 지어 먹어야 한다.

이미 병이 들고 나서 약을 먹는 것은 한발 늦은 것이다. 몸이 이미 손상되었기 때문이다. 건강하게 살기 위해서는 병들기 전에 미리 예방하는 것이 좋고, 예방적 치료를 하는 것이 사실상 돈이 가장 적게 드는 건강 유지법이다. 보약은 1년에 4번 먹으면 가장 좋다. 계절마다 한 번씩 먹는 것이 부담되면 봄가을에 한 번씩 1년에 2번 정도 먹어도 무방하다. 요즘은 공진단도 많이 먹는다. 공진단은 기력 회복에 좋은 보약 중의 보약이다.

기력이 없을 때 먹으면 좋은 음식

❶ 제철 과일과 채소(봄: 딸기, 미나리, 여름: 복숭아, 오이, 가을: 단감, 늙은 호박, 겨울: 감귤, 더덕)

❷ 보양식: 삼계탕, 추어탕, 장어

❸ 보약: 병은 미리 예방해야 한다. 1년에 두 번 먹으면 좋다.

❹ 공진단: 보약 중의 보약, 최고의 보약

단백뇨를 제거하는데 도움이 되는 음식

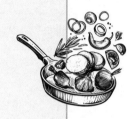

소변을 볼 때 변기 속에서 거품이 심하게 뽀글 뽀글 올라온다면 건강을 점검해야 하는 적신호 다. 소변에 거품이 심하면 일반적으로 당뇨병을 떠올리는데, 소변 거품의 대표적 원인은 단백뇨 때문이다. 단백뇨는 말 그대로 소변에 단백질이 섞여 나오는 것이다. 단백질 대사 산물과 세포 교체 등의 부산물인 단백질이 신장에서 여과되 지 않고 소변으로 빠져나오는 현상이다. 단백질 의 특성 때문에 소변에 거품이 만들어진다.

소변 거품의 대표적 원인은 단백뇨

누구나 소변을 볼 때 약간의 거품이 생긴다. 소변이 변기 물에 떨어지면서 공기와 섞이면 파도가 부서질 때처럼 거품이 발생한다. 건강한 사람의 소변은 거품이 곧 사라지지만 기저질환이 있거나 단백뇨가 있으면 거품이 오래도록 지속되고 사라지지 않는다. 길게는 거품이 5분 이상 머무르기도 한다. 그래서 평소 소변의 색이 탁하고 거품이 자주 생긴다면 건강을 점검해 볼 필요가 있다.

단백뇨가 있으면 소변의 거품 외에도 전신적인 증상이 동반된다. 신장 기능이 저하되어 부종이 생기고, 체중이 증가하고, 고혈압과 저알부민혈증 혹은 고지혈증이 생기기도 한다. 신약개발지원센터 박선지 선임연구원에 따르면 신장질환자의 단백뇨는 염증반응과 세포자멸사를 유도한다고 한다. 기존의 통설에는 단백뇨는 신장질환의 단순한 지표로만 생각되었는데, 최근 연구들은 단백뇨가 병을 악화시키는 요인으로 작용한다고 보고하고 있다. 그래서 단백뇨의 조기 발견과 치료가 중요하다.

단백뇨의 원인

단백뇨의 가장 큰 원인은 소변을 만들어내는 기관인 신장이 망가졌기 때문이다. 신장은 우리 몸속 혈액을 걸러주는 필터로서 물과 함께 꼭 필요한 미네랄을 재흡수해서 재활용하며, 노폐물을 소변으로 배출한다. 이때 단백질은 크기가 커서 신장의 필터를 통해 배출되지 않는다. 신장이 필터라고 해서 특별한 것은 아니고 그냥 혈관이다. 무수히 많은 모세혈관으로 피가 흐르면서 혈관벽의 틈을 통해 필요한 영양분은 재흡수하고 노폐물은 밖으로 내보내는 것이 바로 신장이다. 이 모세혈관의 틈이 아주 작아서 나트륨, 칼륨 같은 작은 미네랄은 통과할 수 있지만 단백질처럼 분자량이 큰 물질은 빠져나가지 못하는 것이다. 그리고 단백질은 몸 밖으로 빠져나가서도 안 된다. 적혈구가 단백질이다. 소변에 피가 나오는 경우를 혈뇨라고 하는데 이런 혈뇨도 단백뇨에 속한다.

단백뇨는 왜 위험한 것일까?

단백뇨가 위험한 이유는 단백질이 신장의 필터 즉 혈관을 파괴하기 때문이다. 좁은 모세혈관의 벽을 덩어리가 큰 단백질이 비집고 나오는 과정에서 혈관벽이 찢어진다. 반복적으로 혈관벽이 손상되면 염증, 섬유화, 혈관 손상이 생기면서 신장 기능이 저하되는 결과를 초래한다.

감기 같은 가벼운 병뿐만 아니라 여러 가지 염증 질환이 모두 단백뇨의 원인이 될 수 있다. 과도한 항원항체 반응이 신장혈관을 손상시키고 염증을 유발하여 혈관벽이 찢어지고 단백질이 빠져나오게 된다. 신증후군이라든지 사구체신염, 신우염, 신장염, 신장종양, 유전성 신염, 고혈압, 당뇨 등의 질병으로 인한 신장 합병증으로 단백뇨가 생기기도 한다. 소염진통제와 항생제 같은 약물 과용으로 인해서 신장 손상이 올 수도 있다. 모두 신장의 모세혈관벽이 손상된 결과로 단백질이 빠져나오는 것으로 이해하면 된다.

당뇨병으로 인한 소변 거품

많은 소변 거품의 또 한 가지 원인은 당뇨병이다. 당뇨병은 인슐린 분비량이 부족해져서 혈중 포도당 농도가 크게 높아지는 질환이다. 당뇨병이 오래되면 가장 손상을 입는 것은 모세혈관이다. 아주 작은 혈관이 당분 때문에 염증이 생기고, 혈관이 막히고 기능을 상실한다. 그래서 모세혈관이 많은 눈의 망막이나 손발 끝에 염증이 생기고 병변이 발생한다.

당뇨병이 있으면 심장과 뇌의 혈관도 심각한 영향을 받는다. 신장도 마찬가지다. 사구체를 구성하는 수많은 모세혈관이 당뇨병의 영향으로 막히고, 염증이 생기고, 손상을 입어서 혈관에 구멍이 숭숭 나고 단백질이 빠져나오게 된다. 특히 당뇨병은 신경 손상을 유발한다. 신경병증과 함께 소변에서 거품이 나온다면 당뇨병 유무를 반드시 체크하고 치료에 임하는 것이 현명한 대처법이다.

단백뇨를 제거하는데 도움이 되는 음식

강낭콩과 팥

강낭콩과 팥은 이뇨 작용이 뛰어나 혈압을 내리고 부기를 가라앉히는 효능이 있어서 신장질환에 도움이 된다. 강낭콩에는 레시틴 성분이 풍부하여 혈관과 혈액 속 콜레스테롤 수치를 낮춰주고 피를 맑게 해준다.

팥은 다량의 사포닌을 함유하고 있어 혈관 속 콜레스테롤 수치를 낮추고 혈액순환을 돕는다. 또한 팥은 칼륨이 풍부하여 이뇨 작용도 강하다. 부종과 몸속의 노폐물을 제거하는데 좋은 팥은 다이어트 식품으로도 알려져 있다.

검은콩과 율무

검은콩은 흑태, 서리태, 서목태 등으로 불린다. 일명 약콩이라고도 한다. 검은콩의 대표적 효능은 해독작용이다. 《동의보감》에는 '모든 열독과 가슴이 답답하고 갈증이 나는 것, 대소변이 잘 나오지 않는 것을 치료한다'라고 기록되어 있다. 검은콩과 감초를 동일한 양으로 달인 처방을 감두탕이라고 한다. 감두탕은 중금속이나 약물 중독을 해독하는데 효과가 뛰어나다. 검은콩에는 이소플라본 성분도 풍부하여 신장질

144

환 및 폐경기 증상 완화에 좋다. 한의학에서는 축수작용이 강하다고 하여 부종이 있거나 혈액순환이 안 좋거나 복수가 찰 때 활용한다.

율무는 의이인이라는 약재명을 가지고 있다. 우리 몸의 습기를 제거하여 부종을 예방하는 효능으로 잘 알려져 있다. 항염증 작용과 더불어 이뇨 작용이 강하기 때문이다. 율무 속의 코익세놀라이드라는 성분이 강력한 항산화, 항염증 작용을 한다. 율무를 꾸준히 복용하면 우리 몸속의 불필요한 수분과 노폐물을 제거할 수 있다.

옥수수수염차

옥수수수염은 한방에서 '옥촉서예'라는 이름의 한약재로 사용된다. 플라보노이드, 루테올린, 클로로제닉산, 메이신, 비타민B와 E 등 다양한 성분이 함유되어 있다. 그래서 이뇨 작용과 혈압 강하 및 부종 개선에 사용한다.

옥수수수염차는 체내 콜레스테롤 대사를 개선하는데 도움이 된다. 특히 베타시토스테롤 성분을 함유하여 염증 완화에 효과가 있다. 또한 방광과 전립선의 수축을 억제하는 효과로 방광염이나 전립선비대증, 요로감염, 요로결석에도 탁월한 효능을 보인다.

아스파라거스

아스파라거스는 강력한 항산화 작용을 하며 비타민B12, 엽산을 동시에 함유하고 있다. 그래서 인지능력 저하를 개선하는데 도움을 준다. 또한 아스파라긴산이 풍부하여 간에서 알코올 분해를 촉진하여 숙취 해소에도 효과적이다. 아스파라거스는 식이섬유와 칼륨이 풍부하여 이뇨를 돕고 체내 불필요한 수분을 배설해 부종을 예방한다.

단백뇨에 해로운 음식

달고 짠 음식

당분은 혈관의 염증을 유발하는 대표적인 음식이다. 단백뇨가 의심될 때는 과다한 탄수화물 섭취를 삼가야 한다. 염분은 혈압을 높여서 신장의 압력이 증가하는데 그로 인해 혈관벽 손상을 유발하고 덩치 큰 단백질이 빠져나오는 원인이 될 수 있다.

미국 로욜라대학 예방의학과 데이비드 쇼햄 교수 연구팀은 9,358명의 성인 자료를 분석한 후 소변 검사를 했는데, 지난 24시간 동안 탄산음료를 두 캔 이상 마신 여성은 탄산수를 마시지 않은 여성에 비해서 단백뇨증이 나타날 확률이 1.86배 높은 것을 확인했다. 설탕, 과당과 같은 단맛의 가공 음식은 감염과 염증의 위험성을 증가시킬 뿐만 아니라 신장 기능을 떨어뜨리는 주범이라고 할 수 있다.

과일도 생과일 형태로 먹는 것은 아무런 문제가 없다. 단맛이 있더라도 풍부한 식이섬유와 칼륨이 신장 기능에 오히려 도움을 준다. 하지만 과일을 갈아서 섬유질을 버리고 당분만 남긴 과일 주스 형태로 복용하면 신장에는 독이 된다. 신장이 나쁜 사람은 과일 주스를 반드시 삼가야 한다. 카페인이 든 녹차나 커피도 주의해야 한다. 단백뇨가 있다는 것은 이미 신장에 손상이 있다는 것을 의미한다. 그러므로 과도하게 이뇨를 촉진하는 것은 신장에 무리를 주기 때문에 좋지 않다.

유튜브에서 단백뇨가 있을 때 칼륨이 많이 들어있는 채소와 과일을 피하라고 하는 것을 본 적이 있다. 이 부분은 사실 논란의 여지가 있다. 이뇨 작용을 촉진하는 것이 건강한 사람들에게는 좋다. 몸속 노폐물을 제거하는 과정이기 때문이다. 하지만 이미 신장의 손상으로 단백뇨가 나오고 있을 때는 신장에 더 무리를 줄 수 있어서 과도하게 이뇨를 촉진하는 것은 피해야 한다. 그렇다고 아예 이뇨 작용을 막아버리면 더욱 좋지 않다. 소변을 걸러내지 못하면 요독증이 오고 몸속에 노폐물이 증가하여 이차성 합병증이 생길 수 있다. 그래서 단백뇨가 있을 때는 과일과 채소의 섭취를 신중하게 선택해야 한다. 너무 많이 먹어도 좋지 않고 적게 먹어도 문제가 생긴다. 신장에 이상이 있을 때는 상황에 맞게 주치의와 반드시 상담한 후 식이요법을 할 것을 권한다.

지나친 육식

너무 많은 단백질을 섭취하면 혈중 요소의 양이 증가하면서 신장에 무리를 줄 수 있다. 붉은 살코기보다는 생선으로 대체하거나 콩이나 두부 같은 식물성 단백질로 섭취하는 것이 바람직하다. 특히 기름에 튀긴 고기나 양념이 많이 되어 너무 짠 고기는 반드시 삼가야 한다.

단백뇨를 제거하는데 도움이 되는 음식

❶ 단백뇨는 신장의 필터 기능이 손상되어 발생한다.

❷ 강낭콩과 팥: 레시틴 성분과 사포닌 성분이 혈관 속 콜레스테롤을 낮추고 혈액순환을 돕는다.

❸ 검은콩과 율무: 이소플라본 성분과 코익세놀라이드 성분은 항산화, 항염증 작용이 있다.

❹ 옥수수수염차: 루테올린, 클로로제닉산, 메이신 등이 신장 기능을 돕는다.

❺ 아스파라거스: 비타민B12, 엽산, 식이섬유, 칼륨이 항산화 작용으로 이뇨를 돕는다.

단백뇨에 해로운 음식

❶ 달고 짠 음식: 혈관벽에 염증을 유발한다.
❷ 카페인 음료: 신장을 힘들게 한다.
❸ 지나친 육식: 혈중 요소의 증가로 신장의 부담을 증가시킨다.

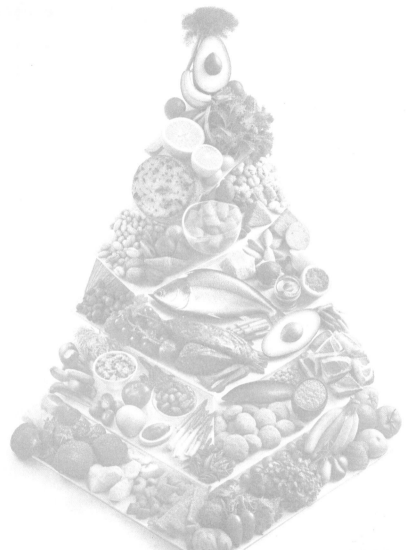

3장

나이 들수록 더 건강한
사람들의 비결

알로에를 생강과 함께 매일 먹으면 위염, 위궤양이 사라진다

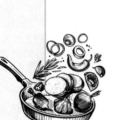

피부가 건조하고 거칠어질 때는 보습제를 사용한다. 보습제 재료 중에 유명한 것이 알로에다. 알로에는 물보다 4배나 빨리 흡수되기 때문에 오랜 시간 피부를 촉촉하게 해준다. 그런데 알로에는 맛이 써서 '몸에 좋은 약은 입에 쓰다'는 옛말에 딱 맞는 식품이기도 하다. 알로에라는 이름은 '맛이 쓰다'라는 뜻을 가진 아라비아어다. 한방에서는 알로에를 '노회'라고 부르고, 주로 변비 치료, 살충제, 간 기능 개선 목적으로 사용한다.

알로에의 효능

무려 2000년 전에 그리스 과학자들은 알로에를 '만병통치약'이라 불렀고, 이집트인들은 '불멸의 식물'이라고 했을 만큼 알로에는 오래전부터 약효를 인정받은 식물이다. 알로에는 전 세계적으로 약 550종이 있는데, 약용으로 쓰이는 것은 6~7종이다. 이 중에서 유명한 것이 알로에 베라다. 베라 Vera는 라틴어로 '진실'을 뜻한다. 예로부터 가장 믿을 수 있는 약이라고 해서 붙여진 이름이다.

알로에는 선인장이어서 주로 사막에서 자라는 식물이다. 북아프리카 사막이나 멕시코, 미국 텍사스에서 대규모로 재배한다. 그런데 우리나라에서도 알로에가 많이 생산된다. 거제도에 가면 거대한 알로에 농장이 있다. 알로에킹 같은 주스는 우리나라 제품이 전 세계 1위를 차지하고 있다.

알로에의 효능을 알아보자.

에모딘이 암세포의 유전자가 복제되는 과정을 억제한다

알로에의 가장 특징적인 성분이 에모딘이다. 에모딘은 암세포의 유전자가 복제되는 과정을 억제하여 암세포의 증식을 막는다. 최근에 국내 연구진은 에모딘이 암세포의 성장과 전이에 관계되는 신생혈관의 생성을 억제한다고 발표했다. 에모딘이 인간 탯줄, 정맥, 내피세포와 대장암 세포에서 유도된 혈관내피성장인자 VEGF 수용체의 활성화를 억제하여 항신생혈관 효과를 낸다고 한다.

에모딘은 알로에, 결명자에 들어있고, 변비약으로 사용되는 한약재
인 대황에도 많이 들어있다. 에모딘은 염증과 신생혈관을 억제하고 항
암 효과도 있는 매우 유용한 성분이다.

장 점막을 튼튼하게 하여 대장암 예방

알로에는 특히 대장암을 예방하는 효과가 있다. 충북대 이종길 교수
연구팀에 따르면 장에서 만성 염증으로 생긴 용종이 알로에 면역다당
체[PAG] 투여로 훨씬 줄어든 것을 발견했다고 한다. PAG가 장 속에서 헐
거워진 장의 점막을 탄탄하게 해주고, 장관면역계를 활성화하여 염증
과 용종을 줄이는 역할을 한다.

장이 약해질 때 가장 먼저 발생하는 것이 장누수증후군이다. 장누수
증후군이 발생하면 장의 점막이 느슨해져서 세균과 독소가 체내로 들
어오게 되는데 이것을 알로에의 면역다당체가 막아준다. 장이 튼튼해
야 몸이 튼튼해진다. 하지만 알로에의 껍질이 오히려 대장암을 유발할
수 있다는 보고가 있었다. 알로에를 복용할 때는 껍질은 버리고 안쪽
겔 성분만 복용하기를 권한다.

위염, 위궤양 예방

알로에는 항염증 작용과 함께 항궤양 작용도 강하다. 그래서 위염이나 위궤양이 있을 때 알로에를 복용하면 위산 분비를 억제하고, 염증을 줄이고, 궤양도 치료할 수 있다. 알로에 겔의 끈적이는 점액이 위염과 위궤양으로 손상된 세포를 보호하고, 글루코만난 성분이 궤양의 염증을 치료한다. 또한 알로에는 강력한 살균력이 있어서 헬리코박터균의 활성도 억제하는 효능이 있다.

항알레르기 효과

알로에의 항알레르기 효과는 장 기능 개선과 관련이 있다. 알로에의 면역다당체가 느슨해진 장점막을 탄탄하게 만들어 장관면역계를 활성화한다. 이렇게 장 기능이 좋아지면서 특히 음식으로 인한 알레르기가 감소한다. 장 트러블이 자주 일어나는 사람은 알로에를 꼭 챙겨 먹기를 권한다.

혈액순환 촉진

알로에는 염증 관련 물질인 브래디키닌의 생성을 막고 세포를 재생하는 효과가 있다. 그래서 혈관벽을 튼튼하게 하고, 굳어 있는 혈관벽을 부드럽게 만들고, 혈압을 조절한다.

자외선으로 손상된 피부를 재생한다

알로에는 피부 미용에 효과가 있다고 알려져 있다. 항염증, 진정 작용으로 여름철 햇볕에 탄 피부를 완벽하게 개선해 준다. 또한 피부 습도를 유지하고, 풍부한 항산화제와 미네랄 성분으로 피부 손상의 치유 속도를 높여주며, 방사선으로 인한 피부 손상이 없도록 보호한다. 항산화 단백질의 작용으로 면역 억제성 사이토카인의 생성을 감소시켜 자외선으로 인한 과민증을 예방하기도 한다.

알로에 겔에 함유된 당단백질과 옥신, 지베렐린 등이 여드름을 억제한다. 옥신Ouxin과 지베렐린Gibberellins의 항염 효과로 세균과 여드름균으로부터 피부를 보호하고 염증을 진정시켜 준다. 특히 지베렐린은 새로운 세포의 성장을 촉진하는 효능이 있어서 여드름으로 인한 흉터와 흔적을 빠르게 개선한다.

간 기능 개선

경희대 동서의학대학원 임병우 교수팀과 미국 텍사스의대 유병팔 교수팀의 공동연구에서 알로에가 간의 콜레스테롤 수치를 낮춰서 만성 신장병, 혈전증, 심장병의 발생을 감소시키는 효과가 있는 것으로 밝혀졌다. 또한 세포 내에서 발생하는 활성산소에 의한 산화스트레스도 제거한다는 사실도 새롭게 확인되었다.

이처럼 알로에는 놀라운 효능이 많다. 알로에의 단점을 딱 한 가지 말하자면 변비약이라는 것이다. 알로에는 설사하게 하는 사하(瀉下) 작용이 강하여 몸이 냉하거나 장이 약한 사람은 삼가야 한다. 그런데 질병이 있는 사람들은 대부분 몸이 냉하고 장이 약하다. 그럼 어떻게 해야 할까? 이때는 생강이나 계피를 함께 먹으면 좋다. 알로에 겔을 먹을 때 생강차 또는 계피차와 함께 복용하면 알로에의 부작용을 줄일 수 있다. 필자는 위염을 치료할 때 알로에, 결명자와 함께 생강·대추차를 함께 복용하라고 권한다.

알로에의 효능

❶ 항암효과: 에모딘이 암세포의 유전자가 복제되는 과정을 억제한다.

❷ 에모딘이 신생혈관의 생성을 차단한다.

❸ 장 점막을 튼튼하게 하여 대장암을 예방한다.

❹ 면역다당체가 항알레르기 효과를 낸다.

❺ 피부 미용 개선: 자외선으로 손상된 피부를 재생한다.

❻ 간 기능 개선으로 신장병, 혈전증, 심장병의 발생을 감소시킨다.

❼ 알로에는 냉성 식품: 생강, 계피와 함께 복용하면 부작용이 감소한다.

100세에도
건강한 위장을
보존하는 법

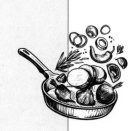

위장이 약한 사람들은 아무리 맛난 음식이 눈
앞에 있어도 먹을 수 없다. 위장은 사람이 생명
을 유지하는 데 무엇보다 중요하다. 사람이 살아
가는 에너지를 보충하는 장기이기 때문이다. 암
과 같은 중병을 앓는 분들이 결국 돌아가실 때
보면 음식을 먹지 못해서 영양실조의 상태가 되
는 경우가 대부분이다. 원래 가진 질병 때문이
아니라 음식을 먹지 못해서 면역력이 떨어지고,
폐렴이 생기고, 결국 심정지가 오는 것이다.

위축성 위염

위장은 근육으로 된 주머니로 마치 맷돌 같은 것이다. 위장은 우리가 먹은 음식을 위산과 섞어서 갈아버리고 죽을 만들고 소장으로 내려보낸다. 그러니 위장 근육의 힘이 약해지면 소화력이 떨어질 수밖에 없다. 위장병은 위장의 혈액순환이 나빠지기 때문에 발생한다. 그래서 위장병을 치료할 때는 항상 위장의 혈액순환을 먼저 살려주어야 한다.

위장병은 대개 염증의 진행과 근육의 약화가 함께 진행된다. 위장벽에 염증이 처음 생기면 급성위염이라고 하고, 염증이 지속해서 발생해서 잘 없어지지 않으면 만성위염이라고 한다. 이때까지는 위장의 구조적인 이상은 크게 없다. 그런데 위장의 혈액순환이 나빠지고 동시에 염증이 지속되면 위장벽의 세포 재생이 잘되지 않아서 위장의 벽이 얇아진다. 이것을 '위축성 위염'이라고 한다.

우리가 병원에 오래 누워있거나 팔다리를 깁스하게 되면 근육이 가늘어지면서 힘이 약해진다. 이것을 근육의 위축이라고 한다. 위장도 똑같다. 위장벽이 얇아져서 위축이 오면 위장의 힘이 약해진다. 그래서 소화력이 급격히 떨어지고, 조금만 더 먹어도 답답하고 체기가 생긴다. 또 위벽이 얇아지면 위산의 분비도 줄고, 보호 점액의 분비도 감소한다. 위산의 분비가 줄어들면 소화력이 더욱 떨어지게 된다. 하지만 속쓰림은 오히려 증가한다. 위산은 강력한 염산이므로 조금만 나와도 자극이 심하기 때문이다. 위산으로부터 위벽을 보호하는 점액의 분비가 줄어든 상태에서는 더욱 자극이 심해진다.

장상피화생

위축성 위염 상태에서 위장의 혈액순환은 더욱 나빠지고 염증이 진행되면 위장벽에 정상적인 세포가 자라지 못하고 대장의 상피세포가 혹처럼 자란다. 이 현상을 '장상피화생'이라고 한다. 이렇게 뭔가 없던 것이 자라면 좋지 않은데 그 이유는 나중에 위암으로 발전하기 때문이다. 그래서 위염을 치료하는 중요한 2가지는 1) 위장의 혈액순환을 살리는 것. 2) 염증반응을 차단하는 것이다.

만성위염을 예방하는 약차의 재료

위장의 혈액순환을 살리고 위염을 제거해서 건강한 위장을 100세까지 보존하는 비법 약차를 알아보자.

백출

백출은 삽주뿌리다. 한방에서 위장이 약할 때 많이 처방되는 약재다. 아트락티론Atractylon이 주성분인데, 양약의 PPI(위산분비억제제)만큼은 아니지만 위산의 분비를 억제하여 속쓰림이나 복통을 완화한다. 또한 나트륨 배출을 촉진하므로 이뇨 작용이 강하다.

백출은 한여름 열대야에 지친 몸처럼 천근만근 무거운 몸을 가볍게 해주는 작용이 있다. 이것을 한방에서는 '습을 제거한다'라고 표현한다. 혈액순환이 잘되지 않아서 노폐물이 잔뜩 낀 상태를 말한다. 요즘은 이렇게 노폐물이 낀 상태를 '담적병'이라고 표현하기도 한다. 또한 백출의 히네솔Hinesol 성분은 중추신경의 흥분을 억제하는 진정작용이 있다. 그래서 소화액의 분비, 위장의 운동을 촉진하여 노폐물의 배출을 증가시킨다.

부처손

부처손의 약명은 권백이다. 부처손은 부처의 손처럼 생겼다고 해서 지어진 이름이다. 부처손은 항암 효과가 크다. 개똥쑥, 와송과 함께 3대 항암 약초로 불린다. 모든 암은 염증이 반복되는 곳에 생기는데, 위암도 마찬가지다. 위염이 장기적으로 반복되면 CDX1이라고 하는 유전자가 변이되고, 그다음 단계로 SALL4라고 하는 유전자가 변이되어 암세포가 생성된다. 이 단계에서 SALL4 유전자의 변이를 막는 아피제닌 성분이 부처손에 들어있다. 부처손은 약간의 독성이 있어 임산부와 수유부는 피하는 것이 좋다.

생강과 대추

생강은 위장의 혈액순환을 돕고 위장의 연동운동을 자극한다. 그래서 위장병을 치료할 때 생강은 빠지지 않는 약재다. 위장이 많이 약한 사람은 생강의 맛이 맵고 위장벽에 자극을 주어 복용을 꺼리는 경우가 많은데, 이럴 때는 생강의 양을 조금 줄여서 사용하면 된다. 대추를 첨가하는 이유도 생강의 자극성을 줄이고 영양분을 직접 공급해주기 위함이다.

백출, 부처손, 생강과 대추를 각각 4g씩 배합하고, 500~1,000cc 물에 끓이고 10% 정도 졸인 다음 하루 2~3회 100ml씩 복용하면 된다. 꿀을 조금 타서 먹어도 좋다. 위장의 세포 재생을 돕기 위해 인삼을 추가해도 무방하다.

만성위염을 예방하고 치료하는 약차

❶ 위축성 위염: 위장의 혈액순환이 나빠지고 염증이 증가해서 위장 세포의 재생이 어려워진 상태이다. 위장의 벽이 얇아진다.

❷ 장상피화생: 위장의 혈액순환이 더욱 나빠지면 위장에 대장의 상피세포가 혹처럼 자란다.

❸ 백출: 위산 분비를 억제하고 이뇨 작용이 강하다. 소화액의 분비를 촉진하고 위장의 운동을 증가시킨다.

❹ 부처손: 권백, 아피제닌 성분이 SALL4 유전자의 변이를 막는다.

❺ 생강과 대추: 위장의 혈액순환을 살리고 영양을 공급한다.

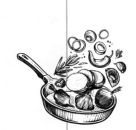

금은화·인삼 약차를
매일 마시면
만성 염증을 제거한다

염증은 사실상 우리 몸을 치유하는 과정이다. 염증 과정을 통해서 고장난 세포와 조직을 수리하는 것이다. 이 과정이 빠르게 끝나버리는 것이 급성 염증이다. 수리가 빨리 끝나서 좋지만 그만큼 큰 위험이 따르는 것이 급성 염증이고 자칫하면 생명을 잃을 수도 있다. 반대로 수리가 지지부진 잘되지 않고 오랜 시간 지속되면서 우리 몸과 마음을 괴롭히는 것이 만성 염증이다.

염증은 면역력이 약해지면 생긴다

우리 몸에 염증을 일으키는 요인은 여러 가지가 있다. 세균이나 바이러스의 침입이 가장 대표적이고, 여러 가지 독소들이 우리 몸에 들어와서 염증을 유발한다. 이러한 외부 침입이 전혀 없어도 염증이 생길 수 있다. 이것을 '자가면역질환'이라고 한다. 우리 몸의 면역세포들이 멀쩡한 몸속 세포들을 공격하는 것인데, 면역력이 필요 이상으로 강해져서 생기는 일이다. 또한 면역력이 너무 약해지면 암이 발생한다. 약해진 면역력 때문에 염증이 지속해서 발생하고, 세포의 재생에 오류가 생기고 암세포가 자란다.

이 모든 과정이 우리 몸의 면역력에 의해서 조절된다. 면역력이 잘 조절돼야 염증이 생기지 않는다. 또한 염증이 생기더라도 정상적으로 회복하는 힘이 생긴다. 면역력이 약해져서 혹은 너무 강해져서 염증이 발생하면 온갖 종류의 증상이 나타난다. 두통, 순환장애로 인한 뻣뻣함, 피로감, 화끈거리는 열감 등이다.

또한 요통, 어깨통증, 손목과 발목의 통증도 만성 염증 때문에 생긴다. 소화장애나 변비, 설사도 장의 염증 때문에 일어난다. 기침이나 비염, 천식, 폐렴도 모두 만성 염증에서 비롯된다. 약국에서 가장 많이 팔리는 약이 염증을 치료하는 약이다. 부루펜 같은 소염진통제가 있고, 스테로이드도 염증을 치료하는 약이다. 최근에는 휴미라처럼 주사로 맞는 강력한 소염제도 있다.

만성 염증을 유발하는 원인

코티솔 분비가 감소하면 염증이 커진다

일반적으로 코티솔은 심한 스트레스를 받으면 뿜어져 나오는 호르몬으로 알려져 있다. 코티솔은 사실상 염증을 치료하는데 중요한 호르몬이다. 염증이 심할 때 병원에 가면 스테로이드호르몬을 처방한다. 염증을 치료하는 강력한 효능이 있기 때문이다. 하지만 지속해서 너무 많은 코티솔 호르몬이 우리 몸에 분비되거나 투입되면 저항성이 생긴다. 그래서 세포에 적절한 작용을 상실하게 된다. 당뇨병과 기전이 유사하다. 인슐린이 많이 나오는데도 세포에서 사용하지 못하게 되는 것이 인슐린 저항성이다. 그것처럼 코티솔도 세포에 작용할 수 없게 되면 염증을 치료할 수 없다. 코티솔 저항성이 생겨버리는 것이다. 이런 과정이 계속되면 샘이 말라버리기 때문에 코티솔 분비 자체가 감소한다. 2형 당뇨가 1형으로 바뀌는 것처럼 부신기능저하증이 된다.

알레르기가 만성 염증의 원인이다

사람들은 여러 가지 알레르기를 가지고 있다. 유제품 혹은 땅콩 같은 음식 알레르기가 있거나, 꽃가루나 집먼지진드기에 알레르기가 있거나, 개나 고양이의 털에 알레르기가 있기도 하다. 이런 알레르기가 염증을 유발한다. 호흡기에 염증을 유발하여 비염, 천식이 생기고, 소화기에 염증을 유발하여 장염을 유발하고, 피부에도 염증을 일으킨다.

필자의 한의원에 방문한 환자 중에 커피 알레르기가 있는 사람이 있었는데, 길을 가다 커피 냄새만 맡아도 머리가 아프고, 심장이 두근거리고, 피부에 가려움증이 생긴다고 했다. 심지어 커피를 담았던 컵을 이미 씻었는데도 그 컵에 물을 따라 마시면 증상이 생겼다. 이런 알레르기가 자가면역질환의 대표적 원인이다. 하시모토갑상샘 질환이나 루푸스 같은 심각한 질병을 유발하기도 한다.

지속적인 감염

코로나바이러스는 대표적인 감염질환이다. 사실 감기를 유발하는 바이러스도 코로나바이러스다. 좀 더 독하냐 아니냐의 차이일 뿐이다. 지금도 결핵은 없어지지 않고 있다. 우리나라에도 아직 많은 수의 결핵환자가 존재한다. 각종 식중독, 눈병도 여러 가지 세균과 바이러스 때문에 생긴다. 대상포진도 많은 사람이 겪고 있는 질환이다. 대상포진은 수두 바이러스 때문에 생긴다. 수두 바이러스가 신경을 타고 우리 몸속에 숨어 있다가 면역력이 떨어지면 슬금슬금 기어 나와서 수포와 통증을 유발한다.

이 모든 염증이 우리 몸의 면역력이 약해지기 때문에 생긴다. 자가면역질환은 면역력이 너무 강해서 생기는 것이지만 그것도 면역력을 조절하는 기능이 상실되었기 때문에 생기는 것이라서 면역력이 약해진 결과로 해석해도 무방하다.

금은화는 대부분의 염증을 제거한다

금은화는 인동덩굴의 꽃이다. 사스와 메르스, 코로나19 사태를 겪으면서 바이러스성 염증 질환에 많이 사용되었다. 한방에서는 염증 질환을 치료할 때 빠지지 않는 약재다. 이름에 골드와 실버가 모두 들어있는 것처럼 굉장한 효능이 있다.

금은화의 주요성분은 루테올린, 이노시톨, 사포닌, 탄닌 등이다. 티푸스균, 파라티푸스균, 대장균, 녹농균, 백일해균, 포도상구균, 폐렴쌍구균, 뇌막염구균 등 병원성 세균에 다양한 억제 작용이 있다. 또한 폐렴, 세균성 이질, 설사, 화농성질환, 자궁경부 미란, 두드러기 등에도 상당한 효과를 인정받고 있다. 급성 열병으로 인한 발열, 피부의 종기, 치루 등에도 광범위하게 사용된다. 우리 몸에 발생하는 모든 감염과 염증 질환에 효과가 있다.

약해진 면역력에는 인삼을 보충한다

다만, 금은화는 성질이 냉하므로 몸이 냉한 사람은 주의해야 한다. 그래서 면역력을 높이고 몸을 따뜻하게 해주는 인삼과 함께 복용하면 더욱 좋다. 또 혈액순환과 소화 흡수를 돕는 생강, 대추를 첨가하면 만성 염증을 치료하는 비법 약차가 완성된다. 금은화·인삼·생강·대추 약차가 바로 그것이다. 각각 4~8g씩 배합해서 500~1,000cc 물에 끓여 10% 정도 졸인 다음, 꿀을 조금 타서 하루 2~3잔 복용하면 만성 염증이 싹 사라질 것이다.

만성 염증을 제거하는 비법 약차

❶ 염증은 면역력이 약해지면 발생한다.

❷ 자가면역질환도 면역력을 제어하는 작용이 약해져서 발생하는 것이다.

❸ 코티솔 분비가 감소하면 염증이 커진다.

❹ 알레르기, 지속적인 감염이 만성 염증의 원인이 된다.

❺ 금은화는 대부분의 염증을 제거한다.

❻ 약해진 면역력에는 인삼을 보충한다.

❼ 금은화·인삼·생강·대추 약차로 만성 염증에서 탈출하자.

아침에 혈당이 높은 이유와 식이요법

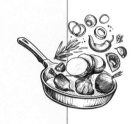

우리나라 사람 10명 중 2명은 당뇨병에 시달린다. 일단 당뇨병에 걸리고 나면 음식을 주의해서 먹어야 한다. 먹는 음식에 따라 혈당 수치가 곧바로 반응하기 때문이다. 특히 아침 혈당이 높게 나오면 아침 식사를 어떻게 해야 할지 큰 고민에 휩싸인다.

당뇨약의 원리

당뇨약은 크게 2가지 기전이 있다. 그것은 1) 인슐린 분비를 촉진하는 약, 2) 간에서 당이 만들어지는 것을 억제하는 약이다.

첫 번째 기전은 인슐린 분비를 촉진하면 혈액 속의 포도당이 세포 내로 들어가서 글리코겐이라고 하는 다당류로 바뀌어 저장된다. 여기서 주의 깊게 봐야 할 것은 간과 근육에 포도당을 저장한다는 것이다. 포도당이 없어지는 것이 아니다. 이것은 다음 내용 '고혈압과 당뇨병의 공통점'에서 다시 설명하겠다.

두 번째 기전은 간에서 포도당이 만들어지는 것을 억제하는 것이다. 우리가 음식을 먹으면 소장에서 당질을 흡수하고 간으로 보내서 포도당이 만들어진다. 그런데 메트포르민이라는 약이 이 과정을 막는다. 그래서 이 약을 다이어트용으로 먹기도 한다. 그런데 호흡곤란, 피로감 혹은 심장박동 이상 등의 부작용이 생길 수 있으므로 절대로 그렇게 하면 안 된다. 필자가 말하고 싶은 점은 이렇게 제2형 당뇨병에 처방되는 약들이 모두 당뇨병을 치료하는 것이 아니라는 것이다. 약 성분이 혈중에 있을 때만 효과가 나타난다. 당뇨병을 근본적으로 치료하기 위해서는 약물요법 외에 식이요법과 운동요법이 반드시 더해져야 한다.

고혈압과 당뇨병의 공통점

고혈압과 당뇨병의 공통점은 둘 다 약을 먹을 당시에만 효과가 있다는 것이다. 그래서 평생 약을 먹어야 한다. 혈압은 '체액량x모세혈관 저항'이다. 체중을 줄이면 몸속의 체액량이 줄어서 혈압이 떨어진다. 또 운동으로 모세혈관을 확장하면 혈압이 낮아진다. 이렇게 해야 약을 먹지 않고 고혈압을 근본적으로 치료할 수 있다. 당뇨병도 똑같다. 혈액 중에 당이 증가해 있을 때 약을 먹으면 그 당이 간과 근육세포 속에 저장된다. 절대로 없어지는 것이 아니다. 약기운이 떨어지면 다시 혈액 속으로 기어 나와서 다시 혈당이 올라간다. 하지만 운동을 하면 당이 소모된다. 근육이 움직이면서 에너지가 소모되기 때문이다. 이렇게 운동을 하여 혈액 속의 당분이 소모되어야 당뇨병이 치료된다. 또한 운동으로 근육세포를 자극하면 인슐린 저항성도 낮아진다. '운동밖에 답이 없다!' 이런 생각을 해야 한다.

당뇨병의 새벽현상

아침 혈당 이야기를 해 보겠다. 아침 혈당이 높은 이유는 사람이 잠에서 깨면 교감신경이 흥분하면서 코티솔 분비와 아드레날린 분비가 증가하기 때문이다. 그런데 당뇨병이 있으면 인슐린 저항성이 있어서 더 많은 양의 혈당이 간에서 만들어져 혈당이 더 높아진다. 이것을 당뇨병의 '새벽현상'이라고 부른다.

아침의 높은 혈당을 예방하기 위해서 아침 식사를 거르는 사람들이 많다. 하지만 이것은 좋은 방법이 아니다. 공복으로 인한 저혈당 현상 때문에 교감신경이 더욱 흥분하고 자율신경을 교란시킬 수 있다. 아침 혈당이 높다면 아침 식사의 양을 줄이는 것이 중요하다. 식사의 종류도 탄수화물은 줄이고 고단백 식사를 하는 것이 도움이 된다. 결론적으로 당뇨병을 예방하기 위해서 아침 식사는 건너뛰는 것보다 가볍게 하는 것이 더 좋다.

당뇨병을 예방하고 치료하는 음식

식이섬유

당뇨병을 예방하는 영양 성분 중에 가장 중요한 것이 과일과 채소에 많이 들어있는 식이섬유다. 식이섬유가 당분의 흡수를 느리게 한다. 그런데 채소는 괜찮지만 과일은 주의를 기울일 필요가 있다. 과일에는 당분이 많이 포함되어 있기 때문이다. 요즘 과일은 필요 이상으로 너무 단 것 같다.

식이섬유가 가장 많이 함유된 식품은 차전자피와 다시마다. 차전자피환과 다시마환을 구입해 1:1 비율로 각각 4~6g씩 과일샐러드와 함께 오전에 복용하는 것이 간편한 식이섬유 섭취법이다. 그 대신 한 가지 주의할 점이 있다. 차전자피는 한꺼번에 너무 많이 복용하면 복통이 올 수 있으니 처음에는 반드시 소량 복용하고 서서히 양을 늘려가야 한다.

콩

당뇨병을 예방하고 치료하는 식품 중 두 번째로 좋은 음식은 콩이다. 콩 중에서도 검은콩이 좋다. 검은콩을 많이 먹으면 다이어트 효과가 있고, 지방과 콜레스테롤 수치도 낮춰준다. 미국 당뇨병협회(ADA)의 '당뇨병을 예방하는 슈퍼 푸드' 목록 맨 위에 콩이 올라가 있다. 콩은 단백질, 섬유질, 미네랄이 풍부한 식품이다. 특히 값이 저렴해서 마음껏 먹을 수 있다.

콩에는 탄수화물이 포함되어 있긴 하지만 혈당지수가 낮아서 혈당수치를 급격히 상승시키지 않는다. 콩에는 식이섬유도 풍부하다. 콩에 포함된 식이섬유가 소화과정을 늦춰서 혈당을 안정적으로 유지한다. 콩 속의 식이섬유는 콜레스테롤 수치도 내려주기 때문에 심장병이나 뇌졸중도 예방하는 효과가 있다.

콩은 식물성 음식 중에 단백질 함량이 높은 음식 중 하나다. 그래서 동물성 단백질을 싫어하는 사람에게는 제일 나은 선택이 콩이다. 우리 몸은 단백질을 분해하여 당으로 전환해 에너지로 사용한다. 단식하게 되면 제일 먼저 근육이 빠진다. 음식을 먹지 않으면 우리 몸이 일차적으로 근육 단백질을 분해하여 에너지로 사용하기 때문이다. 하지만 단백질은 탄수화물보다 분해되는 데 시간이 더 오래 걸리므로 소화과정이 느려져서 혈당이 급격히 오르지는 않는다. 그래서 고단백 식이를 하게 되면 포만감이 더 오래가고 과식의 위험을 줄일 수 있다.

갈근

한방에서 당뇨병을 치료하는데 가장 많이 처방되는 약재가 갈근이다. 동국대학교 한방신약개발센터와 본초학교실의 연구에 따르면 갈근 추출물이 고지방 고탄수화물 식이를 투여한 당뇨병 실험 쥐의 혈당을 감소시키고, 혈청 인슐린의 증가도 줄였으며, 폐·췌장·신장 조직의 구조적 손상을 감소시켰다고 한다. 갈근은 혈당을 조절하는 효능 외에도 갱년기 질환을 예방하는 효능이 있다. 갈근의 식물성 에스트로겐 성분이 콩의 30배나 된다고 한다. 그래서 갱년기 여성의 두통이나 우울증을 막아주고, 골다공증을 예방하는 효과가 있다.

갈근의 꽃을 갈화라고 한다. 갈화를 말려서 차로 마시면 간의 알코올 분해효소를 활성화하여 숙취 해소에 탁월한 효능이 있다. 갈근 한 가지만으로도 혈당을 내리는데 큰 효과가 있지만, 수삼, 맥문동, 구기자를 함께 끓여서 차로 마시면 더욱 효과가 뛰어나다. 각각 4~8g을 배합하고, 1,000cc의 물에 끓여 10% 정도 졸이고, 하루 100ml씩 2~3회 복용하면 된다.

아침 혈당이 높아서 고민하는 사람은 아침 식사 대용으로 차전자피환과 다시마환을 곁들인 과일샐러드가 좋다. 콩과 두부를 많이 먹는 것도 추천한다. 여기에 갈근, 수삼, 맥문동, 구기자를 끓여 만든 약차를 곁들인다면 제2형 당뇨병을 예방하는 최고의 아침 식사가 된다.

> ### 아침 혈당이 높을 때의 식이요법
> ❶ 당뇨약: 혈당을 간과 근육에 저장한다.
> ❷ 고혈압, 당뇨병: 운동을 해야 근본 치료가 된다.
> ❸ 새벽현상: 잠에서 깨면 코티솔, 아드레날린 분비로 혈당이 상승한다.
> ❹ 식이섬유: 당분 흡수를 방해한다.
> ❺ 콩: 고단백 식이섬유가 풍부하다. 당뇨를 예방하는 최고의 음식이다.
> ❻ 비법 약차: 갈근·수삼·맥문동·구기자

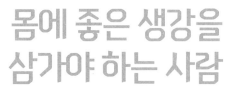

몸에 좋은 생강을
삼가야 하는 사람

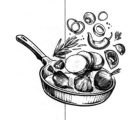

일교차가 매우 큰 봄가을 날씨에는 감기에 걸리기 쉽다. 이럴 때 필자는 따뜻한 생강차를 마시곤 한다. 《논어》에 보면 공자가 몸을 따뜻하게 하려고 매 끼니에 생강을 챙겨 먹었다는 기록이 있다. 하지만 몸에 좋은 생강도 모든 사람에게 효과가 있는 것은 아니다.

생강이 맞지 않는 사람

당뇨약 복용자는 저혈당이 올 수 있다

생강의 진저롤 성분이 인슐린 분비를 원활하게 하고 혈당을 낮춰주
므로 생강은 당뇨에 좋은 식품으로 알려져 있다. 하지만 이미 당뇨약
을 복용하고 있다면 이중으로 혈당 수치를 떨어뜨릴 수 있어서 주의
해야 한다. 당뇨약 복용으로 저혈당 상태일 때 생강을 추가로 복용하
면 저혈당 쇼크가 올 수 있기 때문이다. 하지만 혈당이 아주 낮지 않
다면 생강차를 소량 복용하는 것이 오히려 당뇨약을 줄이는 보조제가
될 수 있다. 당분이 첨가된 생강청을 복용하면 저혈당 부작용을 피할
수 있다.

속쓰림이 있는 사람은 증상이 더 심해질 수 있다

생강은 위액 분비를 촉진한다. 그래서 이미 위장 염증이 심하거나,
위궤양 때문에 속쓰림이 있는 사람은 생강을 먹고 추가로 위산 분비가
되는 것을 피해야 한다. 위산이 과다 분비되면 속쓰림이 더 심해질 수
있기 때문이다. 하지만 생강은 위장병 치료에 없어서는 안 되는 식품
이다. 생강이 들어와야 위장의 혈액순환이 살아나고 위장을 보호하는
점액의 분비도 증가한다. 속쓰림이나 위통이 있는 사람은 생강의 매운
맛이 거의 느껴지지 않을 정도의 소량만 복용하기를 권한다. 꿀을 타
서 먹거나 대추와 결명자를 함께 끓여 마시면 좋다.

혈전용해제를 복용하는 사람은 출혈이 심해질 수 있다

출혈성 질환이 있는 사람 즉 혈전용해제를 복용하는 사람은 생강이 맞지 않는다. 혈전이란 혈관 속에 굳어진 핏덩어리로 흔히 '피떡'이라고 부른다. 이 굳은 피를 녹이는 약제가 혈전용해제다. 혈전용해제는 주로 치질, 위궤양, 뇌경색 환자들이 복용한다. 그런데 생강이 혈액순환을 돕기는 하지만 피를 묽게 한다. 그런 이유로 혈전용해제를 복용하는 사람이 생강을 먹게 되면 출혈이 심해질 수 있다.

열이 많은 사람은 발진, 두드러기 등 열성 질환이 악화할 수 있다

생강은 몸을 따뜻하게 해주는 효과가 있어서 열이 많은 사람이 생강을 먹으면 열이 과도하게 몸에 축적될 수 있다. 그로 인해 오히려 체력이 더 빨리 소모되고 피로감이 심해진다. 또한 생강의 열성 때문에 피부 가려움증, 두드러기, 발진 등의 부작용이 생길 수도 있다. 평소 몸에 열이 많거나, 염증이 진행되면서 열이 있는 사람은 생강을 삼가야 한다.

썩은 생강은 반드시 버려야 한다

생강은 곰팡이가 잘 생기고 썩기 쉬운 식품이다. 생강은 썩어서 물러져도 맛과 생김새에는 큰 변화가 없어 보인다. 그래서 버리기 아까워 그냥 먹는 사람들이 종종 있는데, 썩은 생강에서는 사프롤과 아플라톡신 같은 독성물질이 나온다. 이 독성물질은 가열해도 없어지지 않는다. 썩은 부분만 도려내어 먹지 말고 썩은 생강은 그냥 버리는 것이 좋다.

고대 로마의 시인이자 철학자인 루크레티우스는 "누군가에게는 음식인 것이 다른 이에게는 쓴 독이다"라고 말했다. 공자는 생강이 몸에 좋다며 매일 먹었지만, 생강을 먹으면 안 되는 사람에게는 생강이 독이 된다. 사람의 체질이 다양하고, 체질에 맞는 좋은 음식과 나쁜 음식이 각각 다르다. 몸의 상태와 체질에 맞는 음식을 섭취하는 것이 건강관리의 기초다.

생강이 맞지 않는 사람

❶ 당뇨약 복용자는 저혈당이 올 수 있다.

❷ 속쓰림이 있는 사람은 증상이 더 심해질 수 있다.

❸ 혈전용해제 복용자는 출혈이 심해질 수 있다.

❹ 열이 많은 사람은 발진, 두드러기 등 열성 질환이 악화할 수 있다.

❺ 썩은 생강은 반드시 버려야 한다.

왜 가슴에
통증이 생길까?

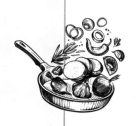

가슴에 통증이 심하면 '심장이나 폐에 문제가
생긴 것이 아닐까?'라고 생각한다. 심장과 폐가
흉곽 속에 있기 때문이다. 하지만 통계를 보면
가슴 통증의 약 31%만이 협심증이나 관상동맥
질환 같은 심장병 때문에 가슴 통증이 생긴다고
한다. 심지어 생명을 위협하는 질환인 심장마비
도 환자의 64%는 아무런 증상이 없이 갑자기 온
다고 하니 등골이 오싹해진다.

가슴 통증이 생기는 이유

31%는 심장의 이상

협심증처럼 심장 자체에 이상이 있어서 가슴 통증이 생길 때는 땀이 심하게 난다든지, 호흡이 곤란해진다든지, 어지럽다든지 하는 증상이 함께 따라오기 때문에 감별하기가 쉽다. 하지만 대부분의 가슴 통증은 병원 응급실에 가서 검사하더라도 심장과 큰 관련이 없는 경우가 많다. 약 31%만이 심장질환 때문에 가슴 통증이 온다. 나머지 69%는 심장이 아닌 다른 질병 때문에 가슴 통증이 유발된다.

역류성 식도염, 소화장애

갈비뼈가 감싸고 있는 부분을 보통 가슴이라고 한다. 그 속에 여러 장기가 있다. 심장과 폐만 있는 것이 아니라 간, 담낭, 담관, 췌장의 일부분도 갈비뼈 아래 가슴 속에 있다. 가슴 통증을 호소하는 사람의 42%는 소화와 관련이 있다. 음식을 잘못 먹고 심하게 체해도 가슴이 아플 수 있다. 역류성 식도염으로 위산이 역류하면서 식도에 염증이 생기고 그로 인해 흉골(가슴뼈) 아래 식도가 지나가는 위치에 불편함과 통증이 나타나기도 한다. 이렇게 위장 때문에 가슴 통증이 생겼을 때는 통증이 있기 직전에 '무엇을 먹었느냐'가 중요하다. 먹은 음식에 따라서 소화제를 먹을 것인지 제산제를 먹을 것인지를 결정해야 한다.

담낭과 담관 질환

기름기 있는 음식을 먹으면 그것을 소화하기 위해 담즙이 분비된다.

담즙은 대개 담낭 속에 들어있다. 그렇다고 담즙이 담낭에서 만들어지는 것은 아니다. 담즙은 간에서 만들어진다. 간이 콜레스테롤을 원료로 해서 담즙을 만들고 그것을 담낭에 보관해 둔다.

우리가 기름진 음식을 먹으면 담낭이 수축하면서 십이지장으로 담즙을 쭉 짜서 분비한다. 담즙이 콜레스테롤이라는 기름으로 만들어져 있어서 여러 가지 문제가 생긴다. 잘 알다시피 기름은 항상 찌꺼기가 남는다. 중국집 하수구가 자주 막히는 이유도 기름 때문이다. 담관에도 찌꺼기가 많이 쌓인다. 우리 몸에서 발생한 여러 가지 기름 찌꺼기를 담즙에 녹여서 몸 밖으로 배출하는 기능 때문이다. 담관이라는 파이프에 찌꺼기가 쌓이면 관이 좁아지면서 제일 먼저 파이프의 압력이 증가한다. 담관의 압력이 증가하면 통증이 생기는데 이 통증이 가슴 통증으로 나타난다. 그리고 췌장에서 소화액을 분비하는 파이프가 담관과 연결되어 있어서 담관이 막히면 소화액 분비도 힘들어지고 압력이 더 증가하게 된다. 드물게는 흉골과 늑골 사이의 연골에 염증이 생기고 통증이 생기기도 한다. 이 늑골연골염Costochondritis이 담관이 좁아져서 함께 발생하기도 한다.

위장 질병이나 담관 문제로 가슴에 통증이 생겼는데 증상이 가벼운 경우에는 늑골 아래를 손으로 부드럽게 마사지를 해주면 좋다. '엄마손이 약손' 요법이다. 복강의 혈액순환이 좋아지면 위장이 이완되고 담관의 흐름이 좋아진다.

소화기 질환의 문제일 경우에는 원인 치료를 잘하면 쉽게 낫기도 한다. 그 원인을 잘 따져서 위장을 치료하거나, 담즙의 분비를 촉진하는 인진쑥차나 엉겅퀴차를 자주 마시거나, 우루사나 밀크씨슬을 복용해도 무방하다. 요즘은 우루사 대신 투드카(타우로우르소데옥시콜린산)도 많이 복용한다.

가슴 통증을 유발하는 스트레스

'브로큰 하트 신드롬Broken heart syndrome'이라는 질환이 있다. 가슴이 찢어지는 병이고, 화병이라고도 한다. 사랑하는 가족이 세상을 떠났거나, 실직했거나, 운영하는 회사가 부도가 났거나, 믿었던 사람에게 배신당했거나, 지위나 권력을 잃었을 때는 정신적 충격을 심하게 받는다. 이것을 한의학에서는 '탈영실정(脫營失精)'이라고 부르는데, 뭔가 큰 상실감을 느낄 때 생긴다. 현대의학적으로는 자율신경에 이상이 발생했다고 한다. 교감신경이 과흥분하면서 호흡곤란, 가슴 통증, 가슴 답답함을 심하게 호소한다. 당뇨병이나 고혈압 같은 대사질환도 스트레스 때문에 많이 생긴다. 스트레스호르몬인 코티솔이 비정상적으로 장기간 분비되면 혈압과 혈당의 기준을 올리면서 가슴 통증을 유발한다.

폐색전증, 기흉, 대동맥박리

이 외에도 흔하지는 않지만 가슴 통증의 원인이 되는 것들이 있다. 폐에 혈전이 남아 폐혈관을 막아버리면 가슴 통증이 생기는데, 이것을 폐색전증Pulmonary embolism이라고 한다. 폐색전증이 생기면 특히 숨을 들이쉴 때 통증이 심하게 온다.

또한 폐에 구멍이 나서 기흉Pneumothorax이 되면 가슴 통증이 생긴다. 폐가 풍선에서 바람 빠지듯 쭈그러들면서 찌르는 듯한 통증이 발생한다.

대동맥 내막에 미세한 파열이 발생하면 대동맥 압력이 증가한다. 그러면서 대동맥의 중간막이 길이 방향으로 찢어지는 것을 '대동맥박리'라고 한다. 대동맥박리^Aortic dissection도 가슴 통증을 유발한다. 굉장히 위험하지만 흔한 질병은 아니다.

폐렴, 비타민D 부족, 천식, 대상포진

폐렴^Pneumonia이 와도 가슴에 통증이 생긴다. 염증은 통증을 동반하기 때문이다. 천식^Asthma도 가슴의 통증을 유발한다. 비타민D가 부족하면 천식이 잘 낫지 않는다. 비타민D가 풍부한 등푸른생선을 많이 먹는 것이 좋다. 가벼운 천식은 심호흡하는 습관을 들이면 수월해진다. 대상포진^Shingles도 가슴 통증의 원인에서 빼놓을 수 없다.

가슴 통증은 증상은 하나지만 원인은 꽤 많다. 여러 가지 원인을 잘 숙지하여 증상과 원인에 맞게 올바른 치료와 예방에 힘써야겠다.

> **가슴에 통증이 생기는 이유**
> ❶ 31%는 심장의 이상 때문이다.
> ❷ 소화기 질환: 역류성 식도염, 소화장애
> ❸ 담낭과 담관 질환: 담관의 염증, 폐쇄(閉鎖)가 가슴 통증을 유발한다.
> ❹ 스트레스: 화병, 교감신경 흥분이 가슴 통증을 유발한다.
> ❺ 폐색전증, 기흉, 대동맥박리, 폐렴, 비타민D 부족, 천식, 대상포진 등이 가슴 통증의 원인이다.

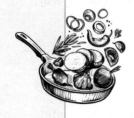

간 기능이 저하될 때
몸이 보내는 신호

간은 침묵의 장기다. 이상 증상이 있어도 진단이 늦고, 갑자기 악화하는 특징이 있다. 간 기능에 조금이라도 이상이 있다고 판단되면 간 기능 검사를 받아보기를 권한다. 간 기능 검사는 딱 두 가지만 받으면 된다. 1) 혈액검사다. 피검사를 통해서 간 기능 수치를 체크한다. 2) 초음파 검사다. 초음파로 간을 한번 스캔해 보면 간에 기름이 낀 지방간이 있는지, 혹은 물혹이나 혈종이 있는지 알 수 있다. 간경화나 간암 같은 종양도 초음파로 찾아낼 수 있다.

간 기능이 나빠지면 혈당조절이 안 된다

간은 횡격막 바로 아래 우상복부에 있는 장기다. 우리 몸에서 대사 작용과 해독작용, 살균작용 등을 한다. 탄수화물 대사를 비롯해 아미노산 및 단백질, 지방, 호르몬, 비타민 및 무기질 대사, 그리고 담즙산 및 빌리루빈 대사의 기능을 수행한다. 약 500가지 이상의 중요한 기능을 담당하기 때문에 간 기능이 떨어지면 건강 유지에 심각한 문제가 발생한다.

간의 기능 중 하나인 탄수화물 대사가 잘되지 않으면 혈당조절에 문제가 생긴다. 아미노산과 단백질 대사가 제대로 안 되면 몸이 붓는 부종이 생기고, 심할 때는 복수가 찰 수 있다. 또 응고인자의 생성이 저하되면 출혈 질환도 증가한다. 간은 하루에 약 50g 정도의 단백질을 합성한다. 면역글로불린을 제외한 대부분의 단백질이 간에서 합성된다고 할 수 있다. 알부민이라는 단백질은 오직 간에서만 생성된다. 이 알부민이 혈장 안의 다양한 이온과 호르몬, 지방산 등을 조직으로 운반하고 혈장의 삼투압을 유지한다.

담즙은 기름 찌꺼기를 몸 밖으로 배출

간은 여러 장기에서 생성된 호르몬을 분해해서 그 양을 조절하는 호르몬 대사를 한다. 그래서 간 기능이 저하되면 호르몬 대사 장애가 발생할 수 있다. 예를 들어 간에서 성호르몬의 양을 조절하기 때문에 여성의 생리 이상이나, 남성의 고환 위축 또는 여성형 유방증 등이 생긴다.

간의 또 다른 역할은 비타민과 무기질 대사다. 간은 비타민A, D, B12, 철, 구리, 아연 등을 저장한다. 많이 저장해도 문제가 생기고, 적어도 문제가 생긴다. 그 양을 적절하게 관리하는 것이 간이 하는 일이다.

이 외에도 간은 담즙의 중요한 성분인 담즙산을 만들어 소장으로 흘려보낸다. 이 담즙이 장운동과 지방의 소화를 촉진하고, 소장에서 세균이 증식하는 것을 억제한다. 담즙의 또 다른 중요한 기능은 기름 찌꺼기를 몸 밖으로 배출하는 것이다. 담즙분비가 잘되지 않으면 몸속에 지용성 노폐물이 많이 쌓인다. 지용성물질을 수용성으로 변환해서 소변으로 배출시키는 작용도 간이 한다.

쿠퍼세포는 살균작용을 한다

우리 몸은 탄수화물을 과도하게 섭취하면 지방으로 바꾸어서 저장한다. 영양이 부족할 때 에너지로 사용하기 위해서다. 그래서 과식하면 간에 지방이 끼는 지방간이 생기는 것이다.

간은 살균작용도 한다. 위장, 소장, 대장을 거쳐서 들어온 혈액을 정화하는 과정이다. 간에 있는 쿠퍼세포가 우리 몸에 들어오는 각종 세균과 바이러스를 잡아먹는다.

이처럼 간은 다양하고 중요한 기능을 담당하기 때문에 간 기능이 나빠지면 우리 몸 전체가 위협받을 수 있다. 간과 관련된 질병은 너무 많은데, 간염, 급성 바이러스성 간염, 지방간, 간암, 간경변증 외에도 유육종증, 알코올성 간질환, 임신 중독증, 신생아 황달, 간농양, 윌슨병, 비호지킨 림프종 등이 있다. 우리나라는 만성 간질환으로 고생하는 환자의 숫자가 상당하다. 통계청 발표에 따르면 간암과 만성 간질환으로 인한 사망률이 전체의 10%나 된다고 한다.

간 기능이 나빠지면 나타나는 증상들

이전보다 술에 잘 취하고, 숙취가 오래간다

술을 일주일에 3회 이상 마시는 사람은 간이 나빠질 가능성이 아주 높다. 이전보다 더 빨리 술에 취하거나, 마실 수 있는 술의 양이 줄어들었거나, 술을 마신 후에 술에서 깨는 속도가 이전보다 느려졌다면 간 기능에 문제가 생긴 것일 수 있다. 음주 후에 숙취가 이전보다 더 심하거나 오래간다면 간의 알코올 처리 능력이 떨어진 것이다. 술을 마시거나 체한 것이 아닌데도 속이 가끔 메스껍고 구역질을 한다면 간 기능 저하를 의심해야 한다.

속이 더부룩하고 가스가 많이 찬다

우상복부에 뭔가 불편한 느낌이 드는 것은 간이 나빠졌을 때 나타나는 증상이다. 배에 가스가 찬 것 같기도 하고, 소화가 잘 안되는 느낌을 받을 수 있다. 또한 식욕 저하도 함께 나타날 수 있다. 과식한 것도 아닌데 배가 빵빵한 것 같고 입맛도 떨어질 수 있다. 간이 많이 나빠진 경우 즉 간경화가 오면 복수가 찬다. 복수가 심하게 차면 배가 빵빵해져서 식사가 어렵고, 숨쉬기도 힘들다. 간경화까지는 아니더라도 배에서 이유 없는 불편감이나 복부팽만감이 느껴진다면 간 기능이 저하된 것일 수 있다.

소변량이 감소하고 색이 짙어진다

신장 자체에는 큰 문제가 없는데 소변량이 급격히 감소하고, 짙은 황색이나 검은색의 소변을 보면서 소화장애, 복부팽만, 구토, 정신착란 등의 증상을 유발하는 질환을 '간신증후군'이라고 한다. 이 간신증후군은 간이 딱딱하게 굳어서 발생하는 간경변증의 결과로 나타나는 질환이다. 알코올성 간염이나 급성 간부전 그리고 감염 혹은 위장 출혈로 인해서 발생할 수 있다.

식도정맥류도 간 기능 이상으로 나타난다. 주로 간경변 환자에게서 흔한데, 증상이 심하면 피를 토하는 토혈이나 혈변을 유발한다. 간경변까지는 아니지만 약간의 간 기능 이상으로도 식도의 조이는 느낌이

나 이물감이 증가할 수 있다. 이유 없이 식도염이 생길 때는 간 기능 이상을 의심해보자.

만성피로에 시달린다

만성적으로 느끼는 피로감도 간이 나빠졌을 때 나타나는 증상이다. 남성의 경우는 성기능 저하가 따라오는데, 주로 발기 능력이 떨어진다. 부교감신경이 약해지고 하복부의 혈액순환이 나빠지기 때문이다. 그 외에 인지능력 저하, 근육통, 우상복부 통증 등이 간 기능 이상의 대표적 증상이다. 모두 체크리스트에 올려두자.

간 기능이 떨어지면 중성지방이 많아지고 체중이 증가할 수 있다. 피부 트러블도 잘 생기는데, 주로 가려움증이 발생한다. 얼굴이나 가슴 쪽에 붉은 반점이 생기거나 거미줄 모양을 한 반점이 있으면 간 기능 이상인 경우가 많다.

황달

황달은 간 기능 이상의 대표적 징후 중 하나다. 거울을 보고 눈 흰자 위가 노랗게 변하지는 않았는지 확인해보자. 피부색이 이전과 다르게 누렇게 변한 경우에도 검사를 받아보는 것이 좋다.

그 밖의 증상

출혈이 잦고 지혈이 더딘 것도 간이 안 좋을 때 나타나는 증상이다. 손톱과 발톱의 색상이 하얘지거나 손톱에 세로로 줄무늬가 생기는 테리스 네일Terri's nail이 관찰되기도 한다. 또한 중증 간질환 환자의 경우에는 간성 구취가 있을 수 있다. 양치질을 잘했는데도 달걀 썩은 냄새 같은 심한 냄새가 난다면 간 기능 이상을 의심해야 한다.

간에는 신경세포가 많지 않아서 간에 종양이 있거나 기능이 저하되어도 통증을 잘 느끼지 못한다. 통증이 느껴질 때는 이미 간이 많이 손상된 상태라고 할 수 있다. 심지어 간의 80% 정도가 손상된 상태에서도 증상을 모르는 경우가 있다고 한다. 평소 몸 상태를 면밀히 관찰하는 습관을 들이자. 지금까지 설명한 여러 가지 증상에 해당하는 사항이 많거나, 간질환 가족력이 있거나, 술을 자주 과음하거나, B형 간염 또는 C형 간염이 있는 사람은 주기적으로 검진을 받아보기를 권한다.

지방간에 좋은 약재들이 간 기능 개선에 모두 효과가 있다. 인진쑥·구기자·결명자 약차도 좋고, 엉겅퀴·오미자 약차도 효과가 뛰어나다. 엉겅퀴의 실리마린 성분과 오미자의 쉬잔드린 성분이 간 기능을 개선한다.

간 기능이 나빠지면 나타나는 증상들

❶ 이전보다 술에 잘 취하고, 숙취가 오래간다.
❷ 소화가 안 되고, 속이 더부룩하고, 가스가 많이 찬다.
❸ 소변량이 감소하고, 색이 짙은 황색이나 검은색으로 변한다.
❹ 만성피로에 시달린다.
❺ 눈이 노랗게 변하거나 피부색이 노랗게 되는 황달이 온다.
❻ 인진쑥·구기자·결명자 약차, 엉겅퀴·오미자 약차가 간 기능을 개선한다.

지방간을 제거하고 간을 살리는 인진쑥·구기자·결명자 약차

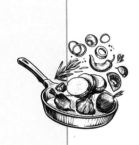

지방간은 간 속의 지방 특히 중성지방이 쌓여서 발생하는 질환이다. 일반적으로 간 무게의 5% 이상 지방이 쌓이면 지방간으로 진단한다. 지방간이 있으면 피곤하거나, 소화장애가 있거나, 오른쪽 상복부의 불편감이나 통증이 따를 수 있지만 특징적이지는 않다. 그래서 무심코 지나치기가 쉽다.

알코올성 지방간과 비알코올성 지방간

간질환은 주로 초음파로 검사한다. 정상적인 간은 간 내부가 균일한 색상을 보이고, 지방이 끼어 있으면 흰색 무늬가 많이 보인다. 꽃등심에 기름이 촘촘히 박힌 것과 거의 비슷하다. 또 B형 간염이나 C형 간염이 없는데도 불구하고 간염 수치가 올라가 있는 경우에도 지방간을 의심해 볼 수 있다. 간에 지방이 끼면 간세포에 염증이 생기고 간세포가 지속해서 파괴된다.

지방간은 크게 알코올성 지방간과 비알코올성 지방간으로 나뉜다. 술을 마시면 지방간이 잘 생기므로 술 마시는 사람의 지방간과 술을 마시지 않는 사람의 지방간으로 나누는 것이다. 그만큼 술이 간 건강에 치명적이라 할 수 있다.

알코올성 지방간

장기간 술을 마신 사람의 약 90%가 지방간이 발생한다. 알코올이 간에서 분해되는 과정에서 중성지방의 수치가 높아지는데, 이 중성지방은 간에 잘 쌓이는 성질이 있다. 그래서 건강한 간세포 사이사이에 지방이 예쁘게 끼는 꽃등심 간이 되는 것이다.

알코올성 지방간은 술을 한 번에 많이 마시는 경우보다 조금씩 자주 마시는 것이 더 크게 영향을 준다. 폭음하더라도 충분한 휴식 기간이 있으면 간은 스스로 해독하고 재생하는 능력이 강하여 회복도 쉽게 한다. 하지만 조금씩이라도 매일 술을 마시면 간이 회복할 시간이 없어서 더 쉽게 지방간이 생긴다.

비알코올성 지방간

　요즘은 술을 전혀 마시지 않는 사람도 지방간이 생기는데 이런 경우를 비알코올성 지방간이라고 한다. 여러 가지 원인이 있지만 그중 대표적인 것이 비만이다. 살이 찐다는 것은 우리 몸에 지방이 축적된다는 것이고 지방은 간에 제일 먼저 쌓인다.

　비만과 관련해서 탄수화물의 과다 섭취가 가장 큰 문제다. 탄수화물은 우리 몸에서 에너지로 바뀌는 없어서는 안 되는 중요한 영양분이다. 하지만 조금이라도 남게 되면 지방으로 바뀐다. 그래서 빵, 과자, 탄산음료를 많이 먹으면 지방간이 생기는 것이다.

지방간은 간염을 유발한다

　지방간이 위험한 이유는 간에 염증을 일으키기 때문이다. 간은 재생이 매우 빠른 장기여서 웬만큼 파괴되어서는 거의 증상이 없다. 간을 이식하는 이야기를 한 번쯤 들어보았을 것이다. 간은 3분의 2를 떼어 주어도 금방 제 크기로 자란다. 그래서 부어라 마셔라 수십 년 음주해도 아무런 증상이 없는 것이다.

　간에 염증이 반복적으로 자주 생기면 간암보다 간경화가 먼저 발생해서 더욱 무섭다. 정상적인 간세포가 염증으로 파괴되고, 빈자리에 콜라겐 섬유가 자라난다. 결과적으로 간세포의 숫자가 줄어들어서 간 기능이 약해지고, 딱딱한 섬유가 증가하여 간이 딱딱하게 굳어진다. 이 상태가 간경화다. 간염과 간경화가 반복되면 간암이 될 수 있으니 더욱 주의해야 한다.

간에 쌓인 지방을 녹여 없애는 방법

지방간을 직접 녹여서 없애는 방법은 없다. 대부분 간접적인 방법을 이용한다. 1) 술과 당분이 많은 탄수화물 섭취를 줄인다. 2) 운동을 열심히 한다. 보통 두 달 정도 식이요법을 하면서 운동을 열심히 하면 지방간 수치가 많이 낮아진다. 3) 담즙 분비를 늘린다. 간장약 중에 우루사, 밀크씨슬 같은 약들이 모두 담즙 분비를 촉진한다.

간은 우리 몸에서 발생하는 기름 찌꺼기를 처리하는 필터다. 이 기름 찌꺼기를 담즙에 녹여서 소장으로 배출하면 간이 청소되는 효과가 있다. 술을 마시면 이 담즙 분비 기능이 손상되어 간에 독이 쌓이는 것이다. 참고로 기름 찌꺼기는 간에서, 물에 녹는 수용성 찌꺼기는 신장에서 처리된다.

Tip 간의 치료는 내장 전체를 치료하는 것과 같다

간은 위장, 소장, 대장의 위쪽에 있다. 심장에서 나온 혈액이 대동맥을 통해 위장, 소장, 대장을 거쳐 모두 간으로 올라간다. 그래서 한방에서는 간을 '장군지관'이라 하고 모든 소화기관을 통솔하는 장기로 부른다. 실제로 간 기능이 나빠지면 소화장애가 심하게 와서 위장에 큰 이상이 없는데도 소화가 안 되고, 더부룩하고 팽만감이 심해지면 대부분 간염이나 지방간이 심한 경우가 많다. 또한 간경화로 간 기능이 극도로 나빠지면 설사를 엄청나게 한다. 간으로 혈액이 돌아가지 못하므로 장에서 영양 흡수를 할 수 없기 때문이다. 그래서 간을 치료한다는 것은 내장 전체를 치료하는 것과 같다.

간 기능을 살리는 약재

인진쑥

간 기능을 살리는 약재 중에 가장 효과가 큰 것이 인진쑥이다. 인진쑥은 생명력이 강한 식물이다. 원자폭탄이 터진 일본 히로시마에서 가장 먼저 새싹이 나온 식물이 쑥이라고 한다. 인진쑥은 한겨울에도 잘 견뎌내서 '사철쑥'이라고 부른다. 해독작용이 뛰어나서 중독된 간을 보호해준다. 인진쑥에 포함된 유파틸린 성분은 위를 보호하는 작용이 있어서 위벽을 보호하고, 소화와 흡수를 돕고, 위염을 예방하고, 콜레스테롤과 중성지방 수치를 낮춰준다. 또 인진쑥의 클로로필 성분은 혈액순환을 개선하여 혈압을 내리는 효과가 있어서 고혈압이나 심근경색 같은 혈관성 질환을 예방한다.

인진쑥에 풍부하게 함유된 베타카로틴과 비타민은 안구건조증이나 만성 결막염을 예방하는데 도움을 준다. 간이 건강해야 눈이 좋아진다. 베타카로틴은 항산화 작용을 하는데, 특히 인진쑥에 함유된 베타카로틴은 피부 건강에 탁월한 효과가 있다. 피부의 염증을 치료하고, 노화를 방지하고 특히 피부 미백효과가 강하다. 필자의 한의원에서 간 기능 개선을 목적으로 치료한 환자들을 보면 대부분 피부가 좋아지는 경우가 많았다.

> **Tip** 과식은 간을 부담스럽게 한다
>
> 간을 치료하기 위해서 인진쑥뿐만 아니라 미나리, 다슬기, 헛개나무 등도 많이 복용하는데, 병원에 가면 이런 것들을 먹지 말라고 한다. 그래서 사람들이 혼동이

온다고 하소연한다. 사실상 간 기능이 정상이 아닐 때는 무엇이든 많이 먹으면 간에 오히려 무리가 간다. 그 이유는 간으로 혈액이 잘 올라가지 못하기 때문이다. 특히 녹즙 같은 경우는 평소에는 절대 먹지 않는 많은 양을 한꺼번에 먹어서 탈이 나는 경우가 생긴다. 간을 보호하고 치료할 목적으로 식이요법을 할 때는 항상 용량에 신경을 써야 한다.

한 가지 재료의 음식만 너무 많이 복용하는 것은 피해야 한다. 인진쑥도 마찬가지다. 간을 해독하고 간세포를 보호하는 작용이 가장 강한 약재이긴 하지만 한꺼번에 과량 복용하면 오히려 간염을 유발할 수도 있다. 간을 보호할 목적으로 인진쑥을 먹을 때는 간을 보호하는 몇 가지 약재와 함께 복용하는 것이 좋다.

구기자

그중 한 가지가 구기자다. 구기자에는 베타인Betaine 성분이 풍부하여 지방이 간에 축적되는 것을 억제하고, 손상된 간세포를 재생하고, 동맥경화와 고지혈증을 예방한다. 또한 혈액의 산성도를 조절하여 백혈구를 활성화하고 면역력을 높인다.

결명자

결명자는 눈에 좋은 영양식품으로 널리 알려져 있다. 그래서 간 건강에도 좋다. 《동의보감》에는 '결명자는 간의 기운을 보하고, 눈앞에 뭔가 떠다니는 비문증 등에 효과가 있고, 간의 기능을 정상화하는 청간 작용을 한다'라고 기록되어 있다. 결명자에 포함된 안트라퀴논 성분인 에모딘이 간의 염증을 예방해준다.

지방간을 예방하고 치료하기 위해 인진쑥, 구기자, 결명자를 함께 차로 끓여 마시면 아주 좋다. 여기에 생강과 대추를 살짝 곁들이면 완벽한 간 해독차가 완성된다. 용량은 각각 4~8g씩 배합하고, 1,000cc 물에 끓여 10% 정도 졸여서 복용한다. 최대한 묽게, 하루 2~3회 10ml씩 복용하고, 속쓰림이 있는 사람은 생강의 양을 줄이면 된다.

지방간을 제거하고 간을 살리는 비법 약차

❶ 알코올성 지방간: 음주가 원인이다.

❷ 비알코올성 지방간: 탄수화물이 원인이다.

❸ 지방간이 간염 유발: 간암, 간경화가 될 수 있다.

❹ 지방간을 치료하는 방법: 탄수화물 섭취를 줄이고, 담즙 분비를 늘리고, 운동을 열심히 한다.

❺ 인진쑥: 간 기능을 살리는 대표적인 약재이다.

❻ 구기자: 손상된 간세포를 재생하고 지방이 간에 축적되는 것을 막아준다.

❼ 결명자: 에모딘 성분이 간의 염증을 억제한다.

❽ 인진쑥·구기자·결명자 약차로 지방간을 치료하자.

피로에 지친 간을
해독하는 최고의 방법

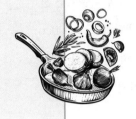

간(肝) 하면 '피로'라는 단어가 먼저 떠오른다. 간은 스트레스와 피로뿐만 아니라 음식과 가장 밀접한 관련성을 가진 장기다. 우리가 섭취한 모든 음식이 간에서 해독과정을 거치기 때문이다. 게다가 '침묵의 장기'라는 별명답게 간은 70% 이상이 망가질 때까지도 뚜렷한 증상이 없어서 간 건강에 대해 강조하고 또 강조해도 부족함이 없다.

밀크씨슬

잦은 야근이나 과로, 빈번한 술자리, 스트레스가 간 건강을 해치는 주범이다. '밀크씨슬Milk thistle'이 피로에 지친 간을 회복하는데 도움이 된다는 사실이 알려지면서 많은 사람이 찾는다. 밀크씨슬이라고 영어 이름이 붙어서 외국에서 유래한 식품으로 오인하기 쉬운데, 밀크씨슬은 우리나라에서 자생하는 '엉겅퀴'라고 불리는 여러해살이풀이다. 외국에서는 성모 마리아가 엉겅퀴 나무 그늘에서 예수님께 젖을 먹이다가 떨어진 모유가 녹색 잎에 흰 무늬를 만들었다는 전설이 있어서 '마리아 엉겅퀴'라고도 불린다. 이 엉겅퀴의 줄기를 자르면 하얀 진액이 나와서 밀크씨슬이라는 이름이 붙었다고 한다. 유럽에서는 밀크씨슬을 2000년 전부터 사용했다고 한다. 우리나라에서도 오래전부터 간장약으로 쓰였는데, 약재명으로는 '대계'라고 부른다. 이처럼 대부분의 건강식품이 한약재에서 유래한 경우가 많다.

밀크씨슬의 효능은 '실리마린Silymarin'이라는 성분에서 나온다. 실리마린은 엉겅퀴 씨앗에서 추출한 플라보노이드 복합체이다. 시중에 판매되는 밀크씨슬로 만들어진 간 보조제는 대부분 실리마린을 가공하여 만든다. 밀크씨슬에 함유된 실리마린 성분이 강력한 항산화 작용으로 간세포를 보호하고, 독소로부터 간세포 손상을 방지하여 간 기능을 개선한다. 그래서 만성피로뿐만 아니라 간염, 간경변증, 간암 예방에도 도움을 준다.

또한 밀크씨슬은 지방의 축적을 방지하고 노폐물 배출을 도와서 지방간 예방에도 효과적이다. 실제로 비알코올성 지방간 환자에게 실리마린이 풍부한 밀크씨슬을 섭취하게 한 결과 대조군에 비해서 간 수치가 월등하게 개선되었다는 보고가 있다. 밀크씨슬은 간 해독을 돕는 항산화물질인 글루타치온의 농도를 증가시켜 간경변증의 개선에도 효능이 있다. 이 외에도 실리마린은 공복 시 혈당, 당화혈색소, 총콜레스테롤, 중성지방, LDL 등을 모두 낮추는데 효과가 있다고 알려져 있다.

간 건강을 해치는 음식

간은 좋은 음식을 먹어서 해독해야 하지만, 특히 간 건강을 망치는 음식을 삼가는 것이 더 중요하다. 간 건강을 해치는 음식은 독소와 세균을 옮기는 비위생적인 것과 과도한 지방을 우리 몸에 쌓이게 하는 것들이다.

오래된 견과류

간암을 일으키는 독소 중에 아플라톡신이 있는데, 치사율이 매우 높은 맹독이다. 아주 작은 양이라도 만성적으로 노출되면 간암의 발병률이 높아지고 면역기능도 저하된다. 아플라톡신이 간에 염증을 유발하고 변이를 일으켜 암으로 발전한다는 연구 결과가 많다.

아플라톡신은 특정 곰팡이가 만들어내는 대사산물이다. 연중 기온이 20도 이상인 아열대, 열대기후에서 주로 번식하는 곰팡이다. 옥수수, 쌀, 콩, 견과류, 땅콩 같은 농산물이 수확 과정에서 곰팡이에 오염

되거나, 가공과 보관 과정에서 아플라톡신이 생성되고 축적된다. 그런 이유로 오래 묵었거나 오염된 견과류는 되도록 피하는 것이 간 건강에 도움이 된다. 아플라톡신은 200도 이상의 온도로 가열해도 사라지지 않으니 더욱 주의가 필요하다. 견과류가 쪼글쪼글해져 있거나, 변색되었거나, 냄새가 나거나, 곰팡이가 핀 것은 먹지 않기를 권한다.

당과 탄수화물이 많은 음식

탄수화물과 당이 많은 음식은 지방간을 유발한다. 보통 사람들은 육식을 많이 하면 지방간이 생기는 것으로 알고 있지만, 육식보다 더 많이 지방간을 유발하는 음식은 바로 빵, 과자, 떡, 아이스크림 같은 탄수화물이다. 탄수화물을 과다 섭취하면 간에서 모두 지방으로 전환된다. 간 건강을 위해서는 탄수화물의 과다 섭취를 삼가야 한다.

술

세계보건기구 WHO 산하 국제암연구소에서는 알코올을 1급 발암물질로 분류하고 있다. 알코올의 대사산물이 간세포를 손상한다. 알코올은 분해되면서 간에 지방이 쌓이게 하는데, 특히 알코올이 분해되면서 만들어지는 부산물인 아세트알데히드는 뇌세포를 파괴하여 알코올성 치매를 유발하는 원인이 된다. 술은 웬만하면 마시지 않는 것이 여러모로 좋다.

담배

폐를 통해 혈액을 타고 들어온 독소들은 모두 간에서 처리하는 과정을 거친다. 그래서 담배의 독이 간에 쌓이게 되는 것이다. 담배는 폐와 간뿐만 아니라 방광암의 주요 원인이기도 하다. 건강을 위해서 반드시 금연하자.

엉겅퀴·인삼·생강·대추차

간 건강에 좋은 비법 약차의 재료는 엉겅퀴(대계)와 인삼, 생강, 대추다. 만성피로를 제거하고 활력을 찾기 위해서는 가장 먼저 소화기와 호흡기의 건강이 필수적이다. 그래서 소화기의 혈액순환을 돕는 생강이 포함되고, 폐의 기운을 높이는 인삼을 배합하고, 간 기능을 해독하는 엉겅퀴가 선택된 것이다. 대추는 약차의 맛과 약재 간의 조화를 위해 넣는다.

엉겅퀴와 인삼, 생강, 대추를 각각 4~8g 배합하고, 1,000cc 정도의 물에 끓여서 10% 정도 졸여 하루 2~3회 100ml씩 복용하면 된다. 간을 해독하는 약차를 처음 복용할 때는 최대한 묽고 연하게 먹고 서서히 양을 늘려 가는 것이 좋다.

> **피로에 지친 간을 해독하는 최고의 방법**
> ❶ 밀크씨슬(대계): 실리마린 성분이 독소로부터 간세포 손상을 방지하고 간 기능 개선
> ❷ 인삼: 콜레스테롤 감소, 기를 보하는 작용, 알코올 해독작용
> ❸ 생강: 소화기의 혈액순환 증가

❹ 대추: 약차의 맛과 약재 간의 조화를 위해 추가

간 건강을 해치는 음식

❶ 오래된 견과류: 발암물질인 아플라톡신 생성

❷ 탄수화물이 많은 음식: 지방간 유발

❸ 술: 1급 발암물질, 알코올성 치매 유발

❹ 담배: 간암, 폐암, 방광암의 주요 원인

양파를 매일 먹으면
만성피로와 굿바이

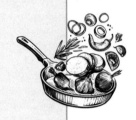

사람이 활동하기 위해 에너지를 생산하는 방법은 먹은 음식을 분해해서 ATP라고 부르는 배터리를 생산하는 것이다. 포도당, 물, 산소, 효소를 이용하여 우리 몸 세포 속에 있는 미토콘드리아에서 이 배터리를 만든다. 세포들이 활력을 잃으면 에너지 생산이 부실해지고 만성피로에 빠진다. 에너지 넘치게, 활력 있게 살려면 세포 수준에서부터 생기가 넘쳐야 한다. 이것이 양파와 무슨 관련이 있을까?

양파의 효능

양파는 1900년대 초기에 일본을 통해 우리나라에 들어왔고 '다마네기'라고 불렸다. 다마네기는 둥근파, 양파는 서양파라는 뜻이다. 한의학에서는 양파를 주로 기운을 올리는데 사용했다. 본초학의 고서 중하나인 《촉본초》에는 '양파가 기생충 예방에 효과가 있다'고 하고, 《식료본초》에는 '양파는 속을 따뜻하게 하고 음식이 잘 소화되게 돕는다'라고 기록되어 있다. 이 밖에도 양파에는 여러 가지 효능이 있다.

양파의 알리신 성분은 에너지대사를 활성화한다

양파에는 알리신이란 성분이 있다. 양파의 매운맛을 내는 성분이다. 이 때문에 양파를 썰다 보면 눈물, 콧물을 흘리게 된다. 이런 매운 성분이 세포를 자극하여 세포의 정신을 번쩍 들게 한다. 그래서 에너지 생산량을 늘리고 혈관을 확장해서 혈액 순환량이 증가한다. 양파처럼 고추, 마늘, 생강, 강황 같은 매운 음식들이 에너지대사량을 늘려 준다.

알리신이 체내로 들어오면 비타민B1과 결합하여 알리티아민이 된다. 이렇게 알리티아민으로 변하게 되면 쉽게 분해되지 않고 비타민 B1의 체내 흡수율을 10~20배가량 더 높여 에너지 배터리 생산량도 늘어난다. 하지만 알리신 성분은 열을 가하면 파괴되고, 매운맛이 줄어들면서 오히려 단맛을 낸다. 그런 이유로 양파가 각종 요리에 빠지지 않고 쓰이는 것이다.

해독, 진통 작용을 하는 황

양파에는 알리신과 함께 황이 많이 함유되어 있다. 황과 알리신이 결합한 형태를 '황화알릴'이라고 부른다. 최근에 MSM이라고 해서 식이유황 보조제가 유행하고 있다. 유황이 우리 몸의 해독작용을 해주기 때문인데, 원래 MSM은 관절 통증을 완화하는 효능 때문에 유명해졌다. 황은 주로 아미노산의 구성 성분이고, 식물에서 추출한 유황을 MSM이라고 한다. 소나무, 은행나무, 오가피, 인삼, 양파, 마늘, 파, 고추, 생강 등에 많이 들어있다.

유황의 효능은 혈액순환 개선, 면역력 강화, 콜라겐 합성 촉진, 피부노화 방지, 신체 해독, 모발 성장 촉진, 운동능력 향상, 관절통 완화, 숙취 해소, 성기능 개선 등 매우 다양하여 만병통치약 대우를 받는다. 하지만 유황은 과용하면 메스꺼움, 속쓰림, 설사, 복부 팽만감, 피로, 두통, 불면증, 가려움증, 알레르기 증상 악화와 같은 부작용도 심하게 나타날 수 있어서 복용할 때 주의해야 한다. 영양분은 항상 자연 그대로 섭취하는 것이 가장 좋으므로 황이 필요하면 양파를 자주 먹으면 된다.

퀘르세틴의 항산화 작용, 항염증 작용

양파의 성분 중에 또 하나 중요한 것이 있는데, 바로 퀘르세틴이다. 퀘르세틴은 식물이 만드는 화학물질인 파이토케미컬인데, 플라보노이드의 일종이고 강력한 항산화제 역할을 한다. 퀘르세틴은 양파뿐만 아니라 아스파라거스, 사과, 크랜베리, 케일, 시금치 등에 함유되어 있다. 특히 양파 껍질에 많이 들어있다.

퀘르세틴의 작용은 크게 5가지 정도로 압축할 수 있다.

첫째, 항산화 작용이다. 우리 몸에 발생한 활성산소를 없앤다. 활성산소는 두 가지 얼굴을 하고 있는데, 우리 몸에 들어온 침입자인 세균이나 바이러스를 죽일 때 필요하고, 암세포를 파괴할 때도 필요하다. 그러나 활성산소가 필요하지도 않은데 막 생기면 오히려 염증이 생기고, 혈관이 파괴되고, 암도 생기고, 노화도 촉진된다. 그래서 불필요한 활성산소는 제거해야 하는데 이때 퀘르세틴이 그 역할을 한다.

둘째, 항암 작용이다. 퀘르세틴이 손상된 세포의 세포자멸사를 돕는다. 미국의사협회의 발표에 따르면 퀘르세틴이 암세포처럼 손상된 세포의 증식을 막아준다고 한다. 퀘르세틴이 암세포에 공급되는 영양소와 산소를 차단하기 때문이다.

셋째, 항염증 작용이다. 퀘르세틴은 불필요한 활성산소를 제거할 뿐만 아니라 염증발생인자 NFkB의 활성을 줄여서 정상세포의 염증반응을 줄여준다.

넷째, 심혈관계 질환을 예방한다. 서울대 보건대학원에서 고지혈증 환자 30명을 대상으로 4주간 양파의 효능을 실험했다. 그 결과 환자들의 콜레스테롤 수치가 13mg/dl 감소하고 중성지방도 20mg/dl 감소했다고 한다.

다섯째, 알레르기 질환을 예방한다. 퀘르세틴이 히스타민의 방출을 억제하기 때문이다. 우리는 알레르기성 비염이 있을 때 항히스타민제를 복용한다. 그런데 히스타민이 과다 분비되면 국소적으로 혈액이 모이기 때문에 가려움증이나 비염 등이 발생할 수 있다. 이때 혈액이 모이지 못하게 해야 증상이 완화되는데, 이때 먹는 약이 항히스타민제다. 양파에는 이런 항히스타민 작용이 있어서 알레르기 질환에 양파를 복용하면 효과가 뛰어나다.

앞에서 알리신 성분은 열에 약하다고 했는데, 퀘르세틴은 오히려 열에 강하다. 그래서 조리해도 영양분을 모두 취할 수 있는 장점이 있다.

양파의 효능

❶ 알리신: 에너지대사를 활성화하여 만성피로에 좋다.
❷ 황: 해독작용, 진통 작용
❸ 퀘르세틴: 항산화 작용, 항염증 작용
❹ 퀘르세틴: 항히스타민 작용으로 알레르기 질환 예방

다크서클을 없애는
최고의 방법

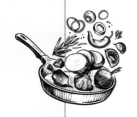

다크서클이 심한 날은 외출을 꺼리게 되고, 안색이 어두워서 만나는 사람마다 "어디 아프냐?" "피곤해 보인다"며 한마디씩 하니까 듣기 싫고 속상하다. 다크서클이 생기는 이유는 혈관 비침 때문이다. 눈의 아래쪽 피부는 얇아서 모세혈관이 잘 비쳐 보인다. 입술 색이 변하듯이 혈액순환이 나빠지고 혈액이 탁해지면 눈 밑이라 더 어둡게 보이는 것이다.

다크서클의 주요 원인

비염, 축농증

알레르기성 비염이 있으면 눈 밑 혈관이 영향을 받아서 색이 어두워진다. 염증으로 혈액이 탁해지기 때문이다. 축농증처럼 부비동에 염증이 있어 부어버려도 혈액이 모이는 충혈이 생긴다. 그래서 눈 밑에도 영향을 받게 된다. 축농증, 부비동염을 치료하고 알레르기성 비염의 원인 치료를 해주어야 다크서클이 없어진다. 알레르기성 비염에 좋은 지골피와 결명자를 포함한 약차, 금은화를 주재료로 한 만성 염증을 예방하는 약차가 도움이 된다.

간의 해독 기능 저하

간의 해독 능력이 떨어지면 얼굴색뿐만 아니라 피부색도 탁해진다. 혈액 속에 노폐물이 증가하면서 당연히 다크서클이 심하게 나타난다. 얼굴색이 변하기 전에 눈 밑 색이 더 빨리 변해버리기 때문이다. 특히 술을 많이 마시면 다크서클이 심해진다. 밀크씨슬이나 인진쑥, 민들레 같은 약초들을 활용해보자.

부신피로증후군

부신피로는 견딜 수 없을 만큼 스트레스가 심해져서 우리 몸의 적응력이 한계를 넘어설 때 발생한다. 주로 부신피질의 기능이 저하되는데, 그 대표적인 증상으로 만성피로가 나타난다. 에너지 생산능력이 떨어져서 무기력해지고, 성욕이 감소하고, 불안하고 짜증이 잦아진다.

또한 자율신경의 조절에 이상이 생겨 어지럽거나 추위에 민감해지고, 두통과 소화불량이 나타날 수 있다. 또 다른 증상으로 저혈당 증세를 보인다. 갑자기 심한 공복감이 느껴지고, 무기력해지고, 참을성이 급격히 없어진다. 심장이 마구 뛰고 두근거린다. 면역력도 떨어져서 감기나 알레르기가 잘 생기고, 임파선이 붓기도 하고, 상처가 잘 낫지 않고 여기저기 통증이 온다. 기본적으로 혈액순환이 잘되지 않고 혈액이 탁해져서 다크서클이 더욱 짙어진다.

수면 장애

기계는 에너지만 공급해주면 24시간 가동한다. 하지만 사람은 낮에 일하고 밤에는 쉬어야 한다. 잠을 자지 않으면 온몸의 대사가 모두 엉망이 된다. 야간에 일하는 사람들의 몸 컨디션이 좋지 않은 이유다. 사람은 밤에 자는 동안 간에서 해독하는 과정을 거치지 않으면 살 수 없도록 설계되어 있다. 불면증은 다크서클만 생기게 하는 것이 아니라 정신적 문제도 동반한다. 낮 동안 쌓인 감정의 찌꺼기와 함께 손상된 뇌신경이 자는 동안 수리 과정을 거친다. 이것을 전문용어로 '쓰레기통 비우는 시간'이라고 한다.

불면증의 가장 큰 원인은 스트레스다. 자율신경 중에 교감신경이 과흥분하면 뇌신경이 흥분해서 잠을 잘 수 없다. 필자가 불면증 환자들과 상담하다 보면 운동장애가 있는 분들이 의외로 많다. 무릎이 아프고 허리가 아파서 운동하지 못한다. 잠은 몸이 좀 힘들고 고단해야 잘 수 있다. 또 혈액순환이 잘되어야 잠이 온다. 머리 쪽에서 팔다리로 혈액이 흘러 내려올 수 있도록 스트레칭이나 마사지를 해주면 좋다. 잠이 잘 오는 음식을 챙겨 먹고, 운동을 꾸준히 하고, 스트레스를 잘 풀수 있는 환경을 만드는 것이 중요하다.

다크서클을 유발하는 4가지 주요 원인을 잘 숙지하고 나쁜 습관 개선과 운동을 꾸준히 하여 밝고 환한 얼굴로 생활하기를 권한다.

다크서클의 주요 원인

❶ 비염, 축농증: 지골피·결명자 약차, 금은화 약차

❷ 간의 해독 기능 저하: 엉겅퀴(밀크씨슬), 민들레 등 약초 활용

❸ 부신피로증후군: 맥주효모·레몬즙·양파 약차

❹ 수면 장애: 스트레스 해소가 가장 중요

식사 후에
반드시 피해야 하는
행동 4가지

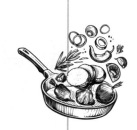

식사 후 습관은 매우 중요하다. 혹시 밥을 먹자마자 커피나 차를 즐기는가? 너무 피곤해서 그대로 잠을 자는가? 움직이지 않고 가만히 앉아서 쉬거나 TV를 보는가? 식사를 끝내자마자 디저트로 과일을 즐기는가? 이 중 하나라도 해당한다면 이런 행동들이 쌓여서 건강을 해치고 질병을 유발할 수 있다.

식후에 곧바로 커피 마시지 않기

점심 식사 후 식곤증을 피하려고 커피나 차를 마시는 사람들이 많다. 커피를 마시면 커피 속 카페인 성분이 각성효과를 내서 식곤증을 예방하는데 도움이 되지만, 이런 습관은 오히려 만성피로를 유발할 수 있어서 주의해야 한다.

커피의 카페인과 탄닌 성분은 우리가 먹은 음식의 비타민, 미네랄과 결합하여 몸 밖으로 배출되게 하므로 영양분의 흡수율을 떨어뜨린다. 또한 커피의 카페인은 각성효과를 내기는 하지만 교감신경을 과흥분시키기 때문에 에너지를 추가로 소모하게 만든다. 그래서 반짝 정신이 맑아지다가 다시 더 깊은 수렁으로 빠지고 피로도가 오히려 증가한다.

특히 커피의 탄닌과 카페인 성분은 철분 흡수를 방해한다. 우리 몸속 철분이 탄닌과 만나면 탄닌철이 생성되고, 이 결합물이 철분 흡수율을 무려 절반까지 낮춘다. 또한 철분이 위장에서 흡수되기 전에 카페인과 만나면 서로 결합하여 소변으로 배출되기도 한다. 빈혈이 있는 사람은 더더욱 식후에 곧바로 커피 마시는 것을 자제해야 한다. 커피와 차는 식후 30분 정도 지나 위장관에서 음식이 어느 정도 흡수된 후에 마시는 것이 좋다.

식후에 엎드려 낮잠 자지 않기

많은 직장인이 점심 식사 후 남은 시간에 부족한 잠을 보충한다. 하루 20분 정도의 낮잠은 업무 중 졸음이 오는 것을 막아주고 집중력을 높이는 효과가 있다. 하지만 책상에 엎드려 낮잠을 자면 오히려 건강에 문제가 생길 수 있다. 이 자세는 목과 척추에 부담을 많이 준다. 엎드려 자면 누워서 잘 때보다 2배 이상의 하중이 목에 실려서 목뼈에 무리가 간다. 이 자세를 오래 유지하면 목의 디스크가 눌려서 목디스크에 걸릴 수도 있다. 또한 책상에 엎드려 자는 자세를 지속하게 되면 목이 앞으로 더 심하게 꺾이면서 척추가 휘어지거나, 심할 경우 허리 디스크로 이어질 수도 있다. 척추뿐만 아니라 가슴을 조이고 위장을 압박하여 더부룩함, 명치 통증, 트림 등과 같은 소화불량 증상도 유발할 수 있다.

Tip 낮잠을 자는 바른 자세

1) 낮잠을 잘 때는 상체가 너무 굽지 않는 자세가 좋다. 팔을 X자로 놓고 엎드리거나 고개를 의자 뒤로 젖혀 자는 자세는 피해야 한다.
2) 책상에 쿠션이나 책을 받치고 그 위에 엎드리는 것이 좋다.
3) 책상과 몸이 10~15cm 정도 떨어져 있어야 등과 목의 부담을 줄일 수 있다.
4) 낮잠을 잔 후에는 기지개를 켜는 등 가벼운 스트레칭을 10~20분 정도 하여 뭉친 근육을 반드시 풀어주어야 한다. 그래야 추후 발생할 수 있는 근육통과 척추 손상, 소화불량 등의 후유증을 예방할 수 있다.

식후에 가만히 앉아있지 않기

식후에 곧바로 의자에 앉아서 업무를 보거나 소파에서 편한 자세로

TV를 보는 사람이 많다. 그러나 식사 후에는 당뇨병이 없더라도 필연적으로 혈당이 높아지는데, 이런 상태에서 오랫동안 앉아있는 것은 혈당관리에 치명적이다. 미국의 명문 병원 메이요 클리닉에서는 '앉아있는 것이 흡연만큼 조기 사망을 부를 수 있는 해로운 일'이라고 경고한 바 있다.

우리가 섭취한 음식물은 모두 포도당, 아미노산, 지방산 등으로 분해된다. 하지만 우리가 먹은 음식은 모두 에너지로 사용되거나 혈액, 호르몬을 만드는 것이 아니라 필요한 만큼만 사용된다. 필요 없는 영양분은 대부분 지방으로 전환되어 저장한다. 까마득한 원시시대에는 요즘처럼 음식이 넘쳐나지 않아서 음식을 먹은 후 며칠을 굶어야 할지 모르는 상황이었으므로 조금이라도 남는 영양분은 모두 지방으로 바꿔서 저장해야 했다. 그것이 우리 몸속 DNA에 새겨져 있다. 따라서 우리가 식사 후에 움직이지 않는다면 DNA에 새겨진 방식대로 우리 몸은 남은 영양분을 모두 지방으로 저장한다. 그 대신 우리는 비만과 염증, 심혈관질환 등 질병의 위험 속에 놓이게 된다.

그러므로 식사를 마친 후에는 20분 정도 가볍게 산책하여 포도당이 지방으로 저장되는 양을 줄여줘야 한다. 산책할 때는 척추와 가슴을 펴고, 시선은 정면이나 약간 위를 바라보고, 발뒤꿈치가 먼저 바닥에 닿게 하고 발의 앞부분을 힘차게 내디디면서 걷는 것이 좋다.

식후에 곧바로 과일 먹지 않기

식사 후에 디저트로 과일을 먹고 속이 불편했던 적이 있을 것이다. 많은 사람이 이것을 심리적인 이유라고 가볍게 넘기지만 위와 소장이 소화시키는 영양소가 달라서 생기는 현상이다.

식후에 섭취한 과일은 위를 쉽게 통과하지 못한다. 앞서 먹은 음식들이 위장에 남아서 소화되는 중이기 때문이다. 이때 과일도 함께 섞여 소화되는 것 아니냐는 의문이 들 수도 있다. 하지만 과일을 주로 구성하는 단당류는 위장이 아닌 소장에서 소화된다. 그래서 위장에 아무리 오래 머물러 있어도 소화되지 않는 것이다. 오히려 과일의 당이 발효하면서 가스가 발생하고 속을 더부룩하게 만드는 원인이 된다.

과일에 들어있는 탄닌산은 소화불량을 일으키는 원인 중 하나다. 탄닌산은 위장 속 다른 음식물에 있는 단백질과 결합하여 소화를 방해한다. 또한 칼슘과 결정체를 만들어서 칼슘의 흡수도 막아버린다. 특히 과일주스는 식후에 더더욱 마시면 안 된다. 섬유질이 전혀 없고 과당만 있는 달디단 과일 주스는 혈당을 급격하게 올리고 소화장애를 유발하는 원흉 중의 하나다.

과일은 식사하기 한 시간 전이나 식사 후 3~4시간 후에 섭취하는 것이 가장 좋다. 식사하기 한 시간 전에 먹으면 과일의 영양 흡수율이 높아지고, 적당한 포만감으로 식사량을 줄여서 소식하게 해준다. 식후에 소화가 되고 슬슬 배가 고파질 때(식후 3~4시간) 간식으로 섭취하면 가장 좋은 것이 바로 과일이다.

식사 후에 반드시 피해야 하는 4가지 행동

❶ 곧바로 커피 마시지 않기: 카페인과 탄닌이 비타민과 미네랄 배출

❷ 곧바로 엎드려 자지 않기: 척추 부담 증가

❸ 가만히 앉아있지 않기: 혈액순환 방해, 혈당 상승

❹ 곧바로 과일 먹지 않기: 소화 방해, 혈당 상승

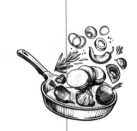

커피를 건강하게
마시는 방법과
커피를 삼가야 하는
사람

커피에는 100가지 이상의 폴리페놀 즉 항산화 성분이 들어있다. 폴리페놀 성분은 항염증 작용을 하고 항암 효과도 있다. 국제암연구소는 커피를 마시면 간암과 자궁내막암 위험을 낮춘다고 발표했으며, 이탈리아 밀라노대에서는 하루에 커피를 3잔 마시면 간암 발병률을 40%까지 낮출 수 있다고 보고했다.

커피를 삼가야 하는 사람

커피에는 좋은 효능이 많다. 커피의 주성분 중 하나는 클로로겐산인데, 이 성분이 배변활동에 도움을 주어 변비를 예방한다. 그뿐만 아니라 커피를 하루 3~5잔 마신 사람은 심장병 위험률이 감소하고 치매, 당뇨병에도 도움이 된다는 연구 결과가 있다.

그런데 많은 사람이 즐겨 마시는 커피에는 건강에 좋은 점도 있지만, 어떤 사람들에게는 몸에 독이 될 만큼 해로울 수도 있다.

위장이 약한 사람

속이 쓰리거나, 위산 역류로 역류성 식도염이 있거나, 위궤양, 위염 등 위장병이 있는 사람은 커피를 마시지 않는 것이 좋다. 카페인은 위장에 들어오면 위산 분비를 촉진하고 위염을 악화시켜서 속이 쓰리거나 위 통증이 발생한다.

식도와 위장 사이에는 음식이 넘나들지 못하게 하는 괄약근이 있는데, 이것을 '분문'이라고 한다. 이 분문이 음식과 위산이 역류하지 못하게 막아준다. 그런데 카페인 성분이 괄약근을 느슨하게 만들어 위산과 음식이 역류하면서 신물이 넘어오는 역류성 식도염이 생긴다. 또한 카페인은 위산의 분비를 촉진하는 반면에 위벽을 보호하는 점액의 분비는 감소시킨다. 진한 커피를 한 잔 마시고 나면 입안이 싹 마르는 것처럼 위장과 식도의 점막도 말려버린다. 그래서 위염과 식도염에 좋지 않은 음식이 커피다.

심혈관질환이 있는 사람

심장박동이 평균보다 빨라지면 '빈맥'이라고 한다. 보통 1분당 100 이상 넘어가는 경우를 말한다. 그리고 심장이 불규칙적으로 뛰는 증상을 '부정맥'이라고 한다. 이런 빈맥과 부정맥이 있는 사람은 카페인이 증상을 악화시킬 수 있다.

카페인은 교감신경을 자극하여 심장박동수를 빠르게 하고 긴장 상태를 강화하여 심장에 부담을 준다. 보통 빈맥이 있을 때 심장 검사를 하지만 대부분은 검사 결과가 이상이 없다고 나온다. 왜일까? 일반적인 빈맥의 원인은 심장이 아니기 때문이다. 예를 들어 자동차 엔진이 몹시 세차게 돌아가고 있다고 가정해보자. 자동차 엔진의 RPM이 5,000~6,000까지 올라가서 엔진을 검사했더니 아무 이상이 없다. 그래서 운전석을 살펴보았더니 운전자가 화가 나서 가속페달을 꾹 밟고 있다. 이처럼 심장이 마구 뛰는 이유도 심장의 이상보다는 심장을 조절하는 운전자인 뇌 기능의 이상인 경우가 많다. 바로 자율신경의 이상이다. 앞에서 설명한 것처럼 교감신경의 과흥분 때문에 심장의 박동수가 증가하는 것이다. 커피는 교감신경을 흥분시키는 작용이 웬만한 약보다 더 강하다. 자율신경에 이상이 생긴 사람은 반드시 커피를 삼가야 한다.

갑상샘기능항진증이 있는 사람

카페인이 교감신경을 자극하여 심장박동을 빠르게 하고 긴장 상태를 강화하는 것과 비슷하게 갑상샘호르몬이 과다 분비되어도 심장이 빨리 뛰고 불안감이 증가한다. 그래서 카페인을 섭취하면 이 증상이 배가하기 때문에 갑상샘기능항진증이 있는 사람은 반드시 커피를 삼가야 한다.

빈혈이 있는 사람

카페인을 섭취하면 영양소의 흡수가 방해받는다. 특히 칼슘과 철분의 흡수를 방해한다. 커피의 또 다른 성분인 탄닌은 마그네슘, 아연, 인 같은 미네랄의 흡수를 방해한다.

우리 몸에는 철분을 공급하는 과정에서 굉장히 중요한 역할을 하는 단백질이 있는데, 철을 저장하는 단백질인 페리틴이다. 전남대병원 신민호 교수팀의 연구에 따르면 커피를 하루 3잔 이상 마신 사람은 커피를 하루 1잔 미만으로 마신 사람보다 혈액 속의 페리틴 성분의 수치가 감소한다고 한다. 그래서 빈혈이 있는 사람은 커피 섭취를 삼가야 한다. 그 대신 녹차는 많이 마셔도 혈중 페리틴 농도에 변화를 주지 않는다고 하니 빈혈이 있는 사람에게는 녹차를 권한다.

폐경기 여성

폐경기 여성은 골다공증 때문에 카페인 섭취를 삼가야 한다. 커피에 들어있는 카페인은 이뇨 작용이 강하다. 사람이 소변을 보면 물과 함께 칼슘도 함께 빠져나가는데, 나이가 많은 여성일수록 다량의 카페인 섭취 시 칼슘 손실이 더 커진다. 칼슘 손실이 커지면 골다공증의 위험도 더욱 높아진다. 그래서 폐경기 여성은 카페인은 피하고 뼈 합성에 필수적인 비타민D와 칼슘을 적극적으로 먹을 것을 권한다.

이 외에도 신경이 예민하거나, 불안증, 공황장애가 있는 사람은 카페인이 들어있는 음식을 피해야 한다. 카페인이 몸속으로 들어오면 몸이 긴장하면서 신경이 예민해지고 불안감이 증가하기 때문이다.

수면에 문제가 있는 사람도 커피를 끊기를 권한다. 아침에 마신 커피 한 잔도 그날의 수면을 심각하게 방해한다. 커피만큼 자극적인 음료가 없어서 끊지 못할 때는 레몬수를 마시면 좋다. 레몬의 강한 신맛이 커피의 유혹을 뿌리치도록 도와준다.

커피를 최대한 건강하게 마시는 방법

우리 몸에 부담을 주는 카페인을 피하면서 커피를 즐기는 방법이 있다. 바로 디카페인 커피를 마시는 것이다. 디카페인 커피는 카페인의 함량을 1~10%까지 줄인 커피를 말한다.

하지만 디카페인 커피를 마시면 안 되는 경우도 있다. 디카페인 커피는 일반적으로 아라비카 콩보다 지방 함량이 높은 콩으로 만들어지므로 콜레스테롤 수치와 장기적 건강에 영향을 미칠 수 있다. 디카페인 커피에 주로 사용되는 로부스타 원두는 체내 지방산을 더욱 많이 생성하여 장기간 섭취하면 LDL 콜레스테롤 수치를 높일 수 있다. 한 연구 결과에 따르면 하루 4잔 이상 디카페인 커피를 마시는 여성의 경우에 류마티스 관절염 위험이 증가했다. 디카페인 커피가 '심장병 위험 요인을 촉진할 수 있다'는 보고도 있지만 매일 한 잔 정도는 큰 문제가 없다고 한다.

커피에는 카페인 외에 '카페스톨'이라는 식물성 지방 성분이 있다. 많은 연구 결과에 따르면 이 카페스톨 성분이 콜레스테롤 수치를 높인다고 한다. 커피 속의 카페스톨이 간에서 콜레스테롤로 전환되고 혈액 속의 콜레스테롤 수치가 상승하게 된다. 콜레스테롤이 걱정된다면 종이필터를 이용해서 카페스톨을 걸러서 마시기를 권한다. 종이필터를 통해 커피를 내리면 카페스톨의 95%를 걸러낼 수 있다. 그래서 커피를 마실 때는 되도록 커피머신을 이용해 만든 커피보다 종이필터를 사용하는 드립커피를 마시면 더욱 좋다.

> ### 커피의 효능과 커피를 삼가야 하는 사람
> ❶ 커피에는 100가지 이상의 항산화 성분이 들어있다.
> ❷ 위장이 약한 사람은 속쓰림이 생긴다.
> ❸ 심혈관질환이 있는 사람은 빈맥과 부정맥이 악화된다.
> ❹ 갑상샘기능항진증이 있는 사람은 카페인이 증상을 더욱 악화시킨다.
> ❺ 카페인은 철분의 흡수를 방해하여 빈혈을 악화시킨다.
> ❻ 폐경기 여성은 골다공증이 악화된다.

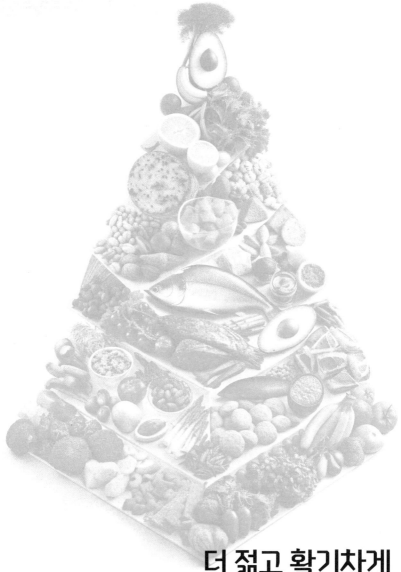

4장

더 젊고 활기차게
살게 하는 비법 약차

갑자기 소변이 자주 마려운 5가지 이유

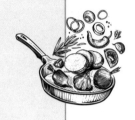

건강한 사람은 하루에 평균 6~8번 정도 소변을 본다. 리터로 표현하면 성인은 하루 800~ 2,000ml 정도의 소변을 배출한다. 그런데 우리 몸 어딘가에 이상이 생겼을 경우에는 소변의 횟수가 증가하게 된다. 그렇다고 섭취한 물의 양보다 더 많이 나오는 것은 아니다. 섭취한 만큼 배출되지만, 조금만 방광이 차도 요의(尿意)가 느껴지는 것이다.

보통은 방광의 절반 정도 찼을 때 신호가 와야 하는데, 양이 조금밖에 차지 않았는데도 시도 때도 없이 화장실을 찾게 되면 불편할 수밖에 없다. 그래서 물 마시는 양을 줄여보지만 요의가 감소하지 않는다. 이렇게 소변이 자주 마려운 이유는 대체 무엇 때문일까?

과민성방광증후군

과민성대장증후군이라는 말을 들어본 적이 있을 것이다. 대장의 신경이 과민해져서 대변이 자주 마렵거나, 가스가 차고, 설사하는 것을 말한다. 주로 자율신경의 교감신경이 과흥분되었을 때 발생한다. 과도한 스트레스와 긴장으로 대장의 기능은 약해지고 신경은 예민해져서 대장운동이 증가하는 것이다.

과민성방광증후군도 마찬가지로 방광의 기능이 약해지고 신경이 예민해지면 소변이 자주 마렵고, 배뇨감으로 인해 밤잠을 설치거나, 소변이 급할 때 참지 못하고 실수하게 되는 절박뇨, 요실금과 같은 증상이 나타난다. 낮과 밤의 구분 없이 소변이 계속 마렵고, 방광 부위 아랫배가 뻐근하다. 심지어 길을 걷다가 갑자기 신호가 오기도 한다. 이렇게 난처한 상황에 자주 놓이기 때문에 일상생활에 많은 영향을 미치게 되고, 삶의 질을 심각하게 떨어뜨리는 질환 중 하나다.

과민성방광증후군을 치료하기 위해서는 스스로 방광 훈련을 통해 소변을 참고, 적절한 시기에 배출해낼 수 있게끔 요도 괄약근을 수축과 이완하는 연습을 하는 것이 도움이 된다. 초기에는 3분 정도 소변을 참다가 나중에는 시간을 점점 늘려주는 식으로 한다.

1) 케겔 운동이 좋다. 하지만 케겔 운동을 가만히 의자에 앉아서 하는 것은 큰 도움이 되지 않는다. 반듯이 누워서 엉덩이를 들어 올리는 방법만이 효과가 있다. 스쿼트를 많이 하는 것도 도움이 된다.

2) 황백이라는 약초가 효과가 있다. 황백은 황벽나무의 껍질을 약재로 사용한다. 한약재에서 염증을 치료하는 대표적인 약재 중에 황자돌림 3형제가 있다. 바로 황금, 황련, 황백이다. 황금은 주로 인체의 상부인 머리쪽, 황련은 중간인 가슴과 배꼽 위의 복부, 황백은 배꼽 아래쪽의 염증을 치료하는 작용이 있다. 황련과 마찬가지로 황백에도 베르베린 성분이 풍부해서 혈당을 내리는 작용이 있고, 항염증, 항균 작용도 매우 강하다. 또 황백은 스트레스로 인해서 신경이 예민해진 것을 완화해주고 면역 과민반응도 억제한다. 그래서 과민성 방광뿐만 아니라 급만성 방광염과 당뇨성 방광질환에도 두루 처방되는 약재다. 대신 약의 성질이 차기 때문에 단독으로 사용하는 것은 삼가야 한다.

성질이 따뜻하면서 이뇨 작용이 강한 계피와 황백을 함께 먹으면 좋다. 황백과 계피를 4~8g 배합해서 500~1,000cc의 물에 끓이고 10% 정도 졸이면 방광질환에 좋은 황백·계피 비법 약차가 만들어진다. 계피 때문에 좀 맵다고 느껴지면 대추를 4g 정도 추가해보자. 맛도 좋아지고 심신 안정 작용도 탁월하다.

급성 방광염

급성 방광염은 방광에 세균이 침입하여 감염이 일어나면 찾아오는 질환이다. 하루 8번 이상의 소변을 보게 되고, 소변을 보고 난 뒤에도 잔뇨감 때문에 또다시 화장실로 향하는 빈뇨 증상을 보이는 것이 특징이다. 증상이 심할 때는 소변에 피가 섞여 나오고, 참을 수 없는 통증과 함께 지독한 냄새가 나는 등의 증상이 나타난다.

방광염은 남성보다 요도의 길이가 짧고, 질 입구의 세균 감염이 쉽게 일어날 수 있는 여성에게 자주 생긴다. 그리고 성관계, 임신 등의 후유증으로도 발생한다. 면역력이 저하된 상태라면 만성적인 방광염으로 이어질 가능성도 높다.

방광염이 자주 발생하는 사람은 수분 섭취를 충분하게 해주어야 한다. 그래야 세균이 몸 밖으로 수월하게 배출될 수 있다. 또 휴식을 충분히 취해야 몸의 면역력이 살아난다. 항생제는 꼭 필요할 때만 복용하고 면역력을 높여주는 음식을 골라 먹으면 된다.

전립선비대증

전립선비대증은 남성 질환이다. 여성의 방광염과 그 원인과 치료가 비슷하다. 둘 다 자율신경, 스트레스와 관련이 있고, 신경이 예민해지거나 면역력이 떨어지면 증상이 심해진다. 남자는 40대 이상이 되면 전립선의 기능이 떨어지면서 요도 주변이 비대해지고, 그로 인해 소변이 배출되는 통로가 좁아지거나 막히게 된다. 그래서 전립선비대증이라는 병이 생긴다.

전립선비대증이 생기면 소변이 자주 마려울 뿐만 아니라 소변 줄기가 시원하게 뻗지 못하고 가늘어진다. 또 소변 줄기에 힘이 없고, 시원한 느낌이 없어지고 잔뇨감이 생겨서 조금씩 지리기도 한다. 아랫도리가 축축한 느낌이 들 때 남성들은 삶의 한 축이 무너지는 듯한 감정이 생긴다고 한다.

전립선비대증 치료에서 중요한 것은 심리적 안정이다. 여성의 방광염이 주로 스트레스와 면역력 저하에서 오는 것처럼 남성의 전립선질환도 자율신경의 이상이 가장 많다. 면역력이 떨어지는 과로나 음주, 흡연은 피하고, 스트레스를 잘 해소할 수 있는 휴식과 운동을 꼭 하는 것이 좋다.

당뇨병

당뇨병으로 인한 빈뇨 때문에 소변이 자주 마려울 수 있다. 당뇨는 나이에 상관없이 많은 사람이 앓고 있는 질환 중 하나다. 당뇨병이 이미 생겼거나, 혹은 당뇨 전 단계일 때 혈당 수치가 높아지게 된다. 우리 몸은 혈당이 높아지면 당분이 소변으로 빠져나가면서 수분을 함께 끌고 나간다. 또한 당분이 지나가면서 방광과 요도 주변에 찌꺼기가 쌓이고 염증이 증가한다. 그래서 당뇨병이 발생하면 빈뇨 증상과 야뇨(夜尿) 증상이 나타나게 된다. 또 혈액 속에 증가한 당분 때문에 갈증이 증가하여 또다시 소변량이 늘어난다.

음식

음식 섭취 때문에 소변이 자주 마려울 수 있다. 특히 비타민B 복합체와 유사한 기능을 하는 콜린을 많이 먹을 때 소변이 자주 마렵다. 그 이유는 콜린이 방광을 수축시키는 아세틸콜린의 재료이기 때문이다. 콜린을 자주 혹은 과다 복용하게 되면 방광의 수축 작용이 증가해서 소변이 자주 마려운 느낌을 받는다. 콜린은 콩, 보리, 브로콜리, 양배추, 고등어, 참치와 같이 우리가 일상에서 늘 섭취하는 음식 속에 많이 함유되어 있다. 하지만 소변이 자주 마려워서 생활에 불편함을 준다는 이유만으로 이 음식들을 모두 피하기는 어렵다. 그래서 음식은 골고루 먹는 것이 가장 좋다.

방광의 건강과 면역력을 증진하는 음식을 섭취해서 배뇨 장애의 개선을 기대해 볼 수 있다. 딸기, 블루베리 같은 베리류는 항산화제인 안토시아닌, 플라보노이드 성분이 매우 풍부하다. 그래서 요로감염의 원인이 되는 박테리아의 생성을 억제하는데 도움을 준다. 그리고 방광과 신장의 건강에 좋으면서 혈중 요산 수치를 낮춰주는 셀러리를 자주 먹는 것도 좋다.

갑자기 소변이 자주 마려운 이유

❶ 과민성방광증후군: 스트레스와 긴장으로 방광의 신경이 예민해진 경우
❷ 황백·계피·대추 비법 약차
❸ 급성 방광염: 세균 감염, 충분한 수분 섭취와 휴식 필요
❹ 전립선비대증: 남성 질환, 자율신경과 관련
❺ 당뇨병: 갈증으로 인한 수분 섭취 증가가 다뇨로 이어진다.
❻ 콜린: 방광 수축 증가, 브로콜리, 양배추, 참치를 삼가야 한다.

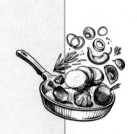

소변 줄기에
힘이 없을 때는
오자환 약차를
마셔라!

나이가 들면 소변 줄기에 힘이 약해진다. 근육이 빠지고, 심장이 약해지고, 혈액순환이 잘 안되기 때문이다. 소변 줄기는 특히 정력의 지표 같은 것으로 알려져 있다. 소변 줄기가 약해지고 조금씩 새는 잔뇨가 함께 나타나면 삶의 질과 의욕이 한꺼번에 떨어진다. 예로부터 한방에서는 소변의 힘이 약해지는 경우를 '신허(腎虛)'라고 진단했다. 쉽게 말해서 정력이 약해지고 체력이 떨어진 상태를 말한다.

소변 줄기의 힘을 길러주는 오자환

정력 감퇴나 조루증, 발기부전의 치료와 함께 소변 줄기의 힘을 길러주는 '한방의 비아그라' 같은 처방이 있다. 오자연종환이다. 줄여서 오자환이라고 부른다. 다섯 가지 약재가 모두 '자'로 끝나기 때문에 오자환이라고 한다.《동의보감》에 나오는 처방으로, 노인이 신기가 부족해서 눈이 침침해지고, 허리와 다리가 시큰거리고 힘이 없거나, 정액이 저절로 나오거나, 발기부전일 때 쓰인다. 그래서 전립선비대증이나 방광염으로 인한 배뇨 장애에도 효과가 있다. 다만, 급성으로 비뇨기계에 염증이 생긴 경우에는 잘 맞지 않는다.

오자의 재료

오자환은 원래 환을 지어 먹지만, 끓여서 차로 먹는 방법을 알아보자. 오자의 재료는 구기자, 토사자, 복분자, 차전자, 오미자 등 다섯 가지다.

구기자
구기자는 예로부터 허약 체질에 좋은 약재로 알려져 있다. 그래서 양기 부족과 신경쇠약, 폐결핵 등에 자주 사용한다. 특히 신장과 간 기능이 약해진 남성들의 방광을 튼튼하게 하고, 생식 기능을 강화하는 효능이 있다. 생식 기능이 약해져서 나타나는 요통과 무릎 통증, 정액이 저절로 나오는 유정, 여성의 냉대하에도 효과가 뛰어나다.

구기자는 베타인과 루틴 성분이 풍부하여 당뇨병에도 효과가 있다. 베타인 성분은 해독작용이 탁월하여 간세포를 보호하고, 노폐물을 배출하여 노화를 방지하고, 지방대사를 원활하게 한다.

토사자

토사자는 다른 나무에 기생하는 덩굴식물의 씨앗이다. 토사자는 정자 생성을 촉진하여 정자 숫자를 늘려주어 한방에서는 정력제로 많이 사용한다. 간과 신장 기능을 강화하여 우리 몸의 양기를 높이고, 유정과 발기부전에도 효과가 있다. 또한 토사자는 노폐물을 소변으로 배출하는 능력이 탁월하여 소변 이상에 많이 사용되며, 뼈를 강화하여 관절통과 요통에도 효과가 있다.

복분자

복분자(覆盆子)라는 이름은 '강한 소변 줄기로 요강을 뒤집는다'는 뜻을 가지고 있다. 이름 그 자체로 소변 줄기가 강해진다는 의미다. 복분자는 산딸기로 많이 알려져 있는데, 산딸기에 함유된 안토시아닌, 비타민C, 탄닌 등의 성분이 면역력 향상에 도움이 되고, 원기 회복과 피부 미용에 효과적이다. 오래전에 메르스가 유행할 때 면역력 강화에 도움이 된다고 알려지면서 인기를 끌기도 했다. 복분자는 피를 맑게 하여 신장 기능을 강화하고, 뇌졸중의 위험을 감소시키고, 혈관 내 침전물의 생성을 방지하는 효과도 있다.

차전자

차전자는 시골길에 흔한 질경이의 씨앗이다. 이뇨 작용을 촉진하여 부종을 개선하고, 염증을 치료하고, 노폐물 배출을 돕기 때문에 방광염과 요도염을 치료하는데 빠지지 않는 약재다. 구기자, 토사자, 복분자처럼 방광 기능과 신장 기능을 보하는 효능은 없지만 소변의 원활한 배출을 도우므로 꼭 필요한 약재다.

차전자의 껍질이 차전자피인데, 강력한 효능이 있는 식이섬유다. 주로 설사나 변비가 반복되는 과민성대장증후군이나 장누수증후군의 치료에 많이 쓰인다. 다만, 차전자 씨앗은 식용으로 판매되지 않으므로 사상자나 결명자를 대신 사용하면 된다.

오미자

오미자는 진한 붉은색을 띠고 있는데 안토시아닌 성분 때문이다. 식물성 재료 중에 포도, 검은깨, 파프리카 같은 선명한 색을 지닌 것들이 모두 항산화 작용이 강하다. 오미자는 시고 쓰고 달고 맵고 짠 5가지 맛이 모두 포함된 완전체 한약재이다. 《동의보감》에는 몸이 허한 것을 보하고, 장을 튼튼히 하고, 눈을 밝게 하고, 남자의 정력을 돕는다고 기록되어 있다. 더운 여름에는 맥문동, 인삼과 함께 끓여서 시원하게 먹으면 더위를 물리치는 생맥산(生脈散)이 된다. 복분자, 음양곽과 함께 먹으면 전립선질환에 효과가 뛰어나다.

이렇게 준비된 5가지 약재를 배합하여 환으로 지은 것을 오자환이라고 한다. 네이버에 검색해보면 기성 제품들을 많이 판매하고 있으니 구입하여 먹어도 좋다. 5가지 약재를 준비하여 집에서 직접 약차로 만들어 먹을 때는 구기자 3g, 토자사, 복분자 2g, 결명자 1g, 오미자 0.5g의 비율로 1,000cc 물에 끓이고 10% 정도 졸여 매일 2~3회 100ml씩 복용하면 된다. 그런데 오자만 쓰면 약간 부족한 면이 있다. 기운을 돕는 인삼을 첨가하고, 소화 흡수를 돕는 생강과 대추를 첨가하면 더욱 훌륭한 효과가 나타날 것이다.

소변 줄기의 힘을 길러주는 오자환

❶ 구기자: 베타인과 루틴 성분, 해독작용, 간 보호, 노화 방지

❷ 토사자: 관절통, 발기부전에 효과

❸ 복분자: 안토시아닌, 신장 기능 강화

❹ 차전자: 차전자 대신 사상자나 결명자 사용

❺ 오미자: 안토시아닌, 장을 튼튼히 하고, 눈을 밝게 하고, 남자의 정력을 돕는다.

❻ 인삼, 생강, 대추를 배합하면 더 좋다.

어성초·인삼 약차를
매일 마시면
만성 방광염이 낫는다

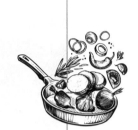

남성은 소변 문제가 생기면 대부분 전립선질환인 경우가 많고, 방광에 이상이 생기는 경우는 드물다. 하지만 여성은 대개 방광 자체의 문제나 감염으로 인해 소변에 이상이 발생한다. 방광염 환자의 90%가 여성이다. 방광에 염증이나 감염으로 인해 방광 기능에 이상이 생기면 잔뇨감, 통증 그리고 빈뇨 증상이 나타난다. 남성의 전립선질환은 소변이 잘 나오지 않는 경우가 많지만, 여성들은 소변이 시원하게 나오지 않는 경우가 더 많다.

방광염 증상

방광염은 '오줌소태'라고도 부른다. 염증으로 인해 소변을 볼 때 찌릿한 통증이 생기고, 밤낮을 가리지 않고 소변을 자주 보는 빈뇨 증상이 나타난다. 또 갑자기 요의가 느껴지면서 참기 힘든 급박뇨도 생기고, 소변을 보고 난 후에도 뭔가 좀 남아있는 듯한 잔뇨감 때문에 불편하다. 때때로 출혈이나 단백뇨처럼 이물질이 포함된 혼탁뇨가 나오기도 한다.

세균 검출이 없을 때는 항생제 복용을 삼간다

방광염의 초기에는 치료가 잘되어 며칠 고생하면 낫는다. 검사에서 세균이 발견되면 항생제가 유효하기 때문이다. 하지만 방광염이 만성으로 진행되면 세균 검출도 잘되지 않고, 또 항생제를 처방해도 잘 낫지 않는다. 그런데 희한하게도 병원에서는 방광염이 있으면 세균 유무와 상관없이 무조건 항생제를 처방한다. 항생제를 과다하게 복용하면 몸의 면역력이 급격히 떨어지는 부작용도 있고, 또 항생제 내성이 생겨버린다. 그래서 진짜 위급할 때 항생제의 도움을 받지 못하는 결과를 초래할 수 있다. 세균 검출이 없을 때는 항생제 복용을 자제할 것을 권한다.

방광염의 원인

방광염이 생기는 원인은 여러 가지가 있다.

1) 세균 감염

2) 출산: 출산 과정에서 방광이 많이 손상된다. 여성 몸의 구조적 문제로 방광염이 생기는 것이다.

3) 자율신경의 이상: 스트레스 때문에 방광염이 생긴다. 스트레스를 받으면 자율신경 중에 교감신경이 과흥분되어 방광에 소변이 조금만 차도 요의가 느껴진다. 또 지속해서 스트레스를 받게 되면 부교감신경계의 혈액순환이 나빠지기 때문에 위장, 대장, 자궁과 방광도 약해진다.

4) 면역력이 떨어지기 때문이다. 지속적인 감염과 항생제 복용, 운동 부족으로 인한 혈액순환 장애 등이 방광의 면역력을 떨어뜨린다. 그래서 아무리 약을 써도 잘 낫지 않는 만성 방광염이 되어버린다.

5) 방광괄약근이 약해지기 때문이다. 괄약근은 근육이다. 근육의 힘이 약해지면 소변을 잘 간직하지 못하고 지리거나 급박뇨 같은 신경과민 증상이 나타난다. 방광괄약근이 약해지는 원인은 주로 3가지다. 첫째는 출산으로 인한 손상, 둘째는 스트레스로 인한 면역력 약화, 셋째는 운동 부족이다. 사람은 나이가 들수록 운동량이 부족해진다. 특히 비뇨생식기 주변의 근육이 빨리 약화한다. 무릎이 쑤시고, 허리가 아프면 골반 주변 근육을 강화하기가 힘들다. 세균 감염, 스트레스, 면역력, 자율신경 이상으로 인한 요인들은 약으로 해결할 수 있지만, 운동 부족은 약으로 해결할 수 없다. 무조건 운동해야만 해결할 수 있다. 만성 방광염으로 고생하고 있다면 당장 운동을 시작하자.

방광염 개선을 위한 운동

스쿼트가 가장 좋다. 하루 3회씩 스쿼트 20~30회 정도를 해주면 방광염을 개선할 수 있다. 또한 케겔 운동을 권한다. 가만히 책상에 앉아서 항문 괄약근만 조였다 풀었다 하는 케겔 운동은 효과가 없다. 누워서 무릎을 세우고 엉덩이를 들었다 놓았다 하는 정식 케겔 운동을 해야한다. 엉덩이를 들고 조이기 5초, 엉덩이를 내려서 풀기 5초를 10회 이상 해주면 된다. 하루 3회 이상 하면 효과가 뛰어나다. 이 밖에도 걷기, 달리기, 등산 등 혈액순환을 돕고 하체 단련을 할 수 있는 모든 종류의 운동을 자신의 상황에 맞게 해주면 방광염을 개선할 수 있다.

저탄고지 식단

만성 방광염을 치료하기 위해서는 식단을 잘 짜야 한다. 우선 인슐린 저항성을 낮추는 것이 좋다. 흰쌀밥, 흰 설탕, 흰 밀가루가 많이 든 탄수화물의 섭취량을 줄여야 한다. 당뇨병의 합병증 중에 가장 많은 것이 방광염이다. 고혈당이 빈뇨를 유발하고, 혈당이 염증을 유발하기 때문이다. 저탄수화물, 고지방 섭취를 하는 키토제닉 식단을 권한다.

만성 방광염을 예방하고 치료하는 약차

어성초

어성초는 삼백초과의 여러해살이풀이다. 잎을 꺾어서 냄새를 맡아 보면 생선 비린내가 난다고 해서 붙여진 이름이다. 어성초에는 퀘르세틴과 쿼시트린 등의 항산화 성분이 함유되어 있어서 항암 작용을 한다. 소변 배설을 촉진하므로 부종이나 황달, 소변 이상에도 효과가 있다. 또한 염증을 가라앉히는 항염 작용이 있어서 폐렴, 피부염 등에도 사용된다. 특히 어성초는 방광염, 신장염에 특효가 있다고 알려져 있다. 방광염을 치료하면서 코로나 후유증으로 인한 호흡기질환과 여성 질환인 유선염, 질염에도 효과를 볼 수 있으니 일거양득의 약초다.

인삼

약차를 소개할 때마다 인삼을 언급하는데, 그만큼 만성질환을 치료하기 위해서는 면역력이 중요하다. 만성 방광염이 잘 낫지 않는 이유는 체력과 면역력이 떨어져 있기 때문이다. 같은 항생제를 사용하더라도 우리 몸의 면역력이 살아 있을 때는 그 효과가 크다. 반대로 면역력이 뚝 떨어졌을 때는 어떤 약을 써도 약효가 잘 나타나지 않는다. 그래서 만성 방광염에 인삼이 꼭 필요하다. 또한 인삼은 우리 몸의 기를 보해주기 때문에 괄약근의 힘을 높여주는 작용이 있다. 기가 약할 때는 괄약근이 소변을 저장할 힘이 없다. 그런데 기가 강해지면 소변이 어느 정도 찰 때까지 괄약근이 잘 버텨준다.

만성 방광염을 낫게 하는 약차를 만들 때는 어성초 4g에 인삼 4g을 배합한다. 여기에 소화 흡수를 도와주는 생강과 대추를 각각 4g씩 더 추가하면 좋다. 500~1,000cc 물에 끓이고 10% 정도 졸인 후 하루 2~3회 100ml씩 복용하면 효과가 뛰어나다.

어성초·인삼 약차를 매일 마시면 만성 방광염이 낫는다

❶ 세균 검출이 없을 때는 항생제 복용을 삼간다.

❷ 운동 부족으로 인한 괄약근 약화는 운동이 답이다.

❸ 저탄고지 식단이 도움이 된다.

❹ 어성초·인삼·생강·대추 약차로 만성 방광염으로부터 탈출하자.

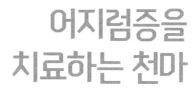

어지럼증을
치료하는 천마

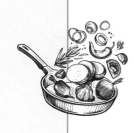

주로 연세가 많은 노인 및 중년 여성, 기력이 빠진 사람들이 어지럼증을 호소한다. 일반적으로 어지럼증이 있을 때 가장 먼저 떠올리는 것이 빈혈이다. 혈액 속에 철분이 부족하거나 생리하는 여자들에게 어지럼증이 많다. 어지럼증의 증상은 다양하다. "빙빙 돈다." "눈앞에 보이는 물체가 흔들린다." "멍한 느낌이다."라고 표현하고, 뭔가 집중이 안 될 때도 어지럽다고 말한다. 사실 어지럼증은 원인이 다양하고, 증상의 표현 방식도 사람마다 달라서 광범위한 증상이 있는 질병에 속한다.

귀에서 사람의 균형감각을 담당하는 전정계의 손상

어지럼증 중에 '현훈(眩暈)'이라는 질병이 있다. 현훈은 자기 자신이나 주변은 사실상 움직이지 않는데 스스로 혹은 주변이 움직인다는 착각에 빠진다. 그래서 앞에 펼쳐진 세상이 돌기도 하고, 내가 빙글빙글 도는 느낌이 들기도 하고, 특히 땅이 푹 꺼진다든지, 내가 땅속으로 빨려 들어가는 느낌이라든지, 땅이 마치 스펀지처럼 푹푹 꺼진다고 표현한다. 현훈 증상이 심해지면 구토나 구역감을 동반하지만 의식 자체는 멀쩡하다. 이러한 현훈은 보통 귀에서 사람의 균형감각을 담당하는 전정계의 손상인 경우가 가장 많다.

자율신경 이상으로 인한 어지럼증

몹시 어지러울 때 어딘가 이상이 발견되면 속이라도 후련하다. 하지만 어지럼증의 대부분은 검사를 해도 어디가 이상이 생겼는지 잘 나오지 않는다. MRI를 찍어도 뇌종양이나 뇌졸중을 제외하고는 원인을 찾기 힘들다. 어지럼증이 있을 때 뇌 혈류량이 감소하는 것은 뚜렷한 사실이어서 뭔가 혈액순환에 문제가 생겼다는 것은 확실하다. 부정맥이나 심근경색, 허혈성 심장질환 혹은 앉았다 일어날 때 어지러운 체위성 저혈압이 모두 뇌 혈액순환이 잘되지 않아서 발생한다.

또한 스트레스가 심하여 자율신경에 이상이 와도 어지럼증이 생길 수 있다. 주로 교감신경이 과흥분되면 신경 전도가 증폭되기 때문이다. 조금만 움직였는데도 전정기관에서 뇌로 보내는 신호가 증폭되어 많이 움직인 것처럼 전달되고 어지럼증을 느끼게 된다. 순간적으로 아찔하거나 몽롱한 느낌이 들고, 공중에 붕 뜬 느낌이나 몸과 마음이 분리된 느낌 혹은 머릿속이 텅 빈 것 같다고 표현한다.

어지럼증은 구조적으로는 귀에 있는 전정기관의 이상으로 발생한다. 우리가 길을 걷거나 달리면서도 길거리의 표지판을 읽을 수 있고, 땅을 보지 않고 걸어도 넘어지지 않고 자세를 유지하는 이유는 우리 귓속에 들어있는 전정기관이 좌우에서 각각 움직임을 감지해서 뇌로 알려주기 때문이다. 그런데 한의원에서 어지럼증 환자들을 상담하다 보면 실제로 귀에 이상이 있는 경우는 흔하지 않다. 대부분은 귀에서 뇌로 신호가 전달되는 과정이 증폭되거나 뇌신경의 이상으로 신호를 잘못 해석하는 경우다. 그래서 어지럼증을 치료할 때 귀를 치료하지 않고 자율신경을 조절하고 혈액순환을 개선하는 약을 투여하는 경우가 더 많다.

어지럼증을 치료하는 천마

어지럼증을 치료하는 효능이 탁월한 약재는 천마다. 천마는 예로부터 뇌출혈, 간질, 중풍 등의 질환 치료에 효능이 탁월하여 풍을 다스린다는 의미로 '정풍초'라고 불렀다. 천마는 우리가 흔히 알고 있는 마와는 다른 식물이다. 이름이 비슷하여 혼동하는 경우가 많을 뿐이다. 천마는 참나무에서 버섯 종균을 먹으면서 살아가는 난초과의 기생식물이다. 마와는 다르게 끈적이는 점성이 없다. "천마와 마를 비교하는 것은 산삼과 도라지를 비교하는 것과 같다"는 말이 있을 정도로 효능 차이가 크다.

가스트로딘, 에르고티오네인 성분

천마의 주요성분은 가스트로딘, 에르고티오네인 성분이다. 가스트로딘은 식물의 항산화물질인 폴리페놀의 일종으로 혈관 내벽에 쌓인 노폐물과 독소를 청소하고 혈관의 탄력을 유지해준다. 그래서 빈혈과 산소결핍증 등에 효과가 있고, 뇌신경을 보호하여 기억력 감퇴를 예방한다.

에르고티오네인 성분은 강력한 항산화제다. 심혈관계 질환을 예방하고, 손상된 조직을 보호하는 효능이 있다. 치매와 노화 방지, 피부보호 등의 약리 작용을 한다. 에르고티오네인 성분은 주로 버섯류에 많이 들어있다. 천마에는 이 성분이 영지버섯보다 60배 더 많이 들어있다고 알려져 있다.

천마는 다량의 가바 성분을 함유

가바는 뇌신경의 흥분을 가라앉히고 뇌 혈류를 개선하는 중요한 신경전달물질이다. 천마에 함유된 가바 성분은 뇌세포를 보호하고, 기억력과 인지능력을 증진하는 효능이 있다. 또한 가바는 불안하고 초조한 마음을 편안하게 해주고, 예민해져 있는 신경을 안정시킨다. 그래서 천마를 꾸준히 섭취하면 스트레스가 심해서 오는 어지럼증을 치료하는 효과가 있다. 스트레스와 긴장으로 인해 자율신경에 교란이 오고,

교감신경이 과흥분하면서 몸의 균형을 잡는 전정기관의 신호가 과하게 증폭되어 발생하는 어지럼증을 치료해주는 것이다.

고혈압에는 큰 효과 없어

천마는 이 외에도 다양한 효능이 있다. 특히 팔과 다리의 근육이 굳어지고 감각이 마비되는 증상을 치료하고, 암세포의 발생과 증식을 억제하는 효능도 있다. 바닐릴 알코올^{Vanillyl Alcohol}이란 성분은 간질과 심장발작, 폐암 등의 치료에 도움이 된다. 천마는 혈중의 나쁜 콜레스테롤 수치를 낮춰주어 혈액순환을 개선하고 혈관을 튼튼하게 만든다. 결과적으로 동맥경화와 고지혈증, 고혈압 등에도 효과가 있다. 다만, 고혈압에는 기대한 만큼 효과가 크지는 않다.

Tip 천마를 복용할 때 주의할 점

천마의 효능이 뛰어나기는 하지만 빈혈성 두통이 있거나, 목과 입안이 마르고 아프거나, 변비가 심할 때는 증상을 악화시킬 수 있다. 또한 천마는 진정 작용이 강해서 과다 섭취나 장기간 복용하면 오히려 기력이 빠지고 피부가 건조해질 수 있으니 주의해야 한다.

천마·대추·생강 약차

천마는 생즙으로 갈아서 사용하거나, 혹은 천마 분말을 우유나 요구르트에 타서 먹으면 좋다. 1회 20g 정도 먹으면 된다. 천마를 생강과 대추 혹은 계피, 대추와 함께 끓여서 차로 만들어 마시면 더 효과적이다. 각각 10g씩 1,000cc의 물에 넣어 끓이고 10% 정도 졸인 후 하루 2~3회 100ml씩 마시면 적당하다. 매운맛이 싫을 때는 생강과 계피의 양을 줄이면 된다.

천마를 술에 담가서 천마주를 마시는 방법도 있는데, 알코올의 해로 움이 천마의 효능보다 더 크기 때문에 추천하지 않는다.

아무런 질병이 없어도 기력이 소진되었을 때 어지럼증이 생길 수 있 다. 이때는 영양가 있는 음식을 먹고 무엇보다 운동을 해야 한다. 심장 과 폐가 튼튼하지 못하면 팔다리뿐만 아니라 뇌신경의 혈액순환이 나 빠지고 노폐물의 제거도 잘되지 않는다. 어지럼증을 근본적으로 치료 하려면 운동으로 균형감각을 살려주는 것을 빼먹어서는 안 된다.

어지럼증을 치료하는 천마

❶ 어지럼증의 증상은 다양하다.
❷ MRI 등 각종 검사를 해도 이상이 없는 어지럼증은 대부분 자율신경의 이상
❸ 천마는 어지럼증 치료에 탁월한 효능이 있다.
❹ 가스트로딘, 에르고티오네인 성분: 강력한 항산화제
❺ 가바: 진정 작용
❻ 천마·대추·생강 혹은 천마·대추·계피 약차가 어지럼증에 도움이 된다.

'이것'을 매일 마시면
면역력이 살아난다

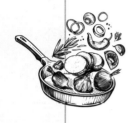

요즘 가장 주목받는 것이 면역력이다. 우리 몸에서 면역력은 질병과 싸우는 힘이다. 외부에서 우리 몸속으로 들어와 염증을 유발하고 장기를 파괴하는 바이러스와 세균 같은 침입자를 물리치는 기능이 바로 면역력의 첫 번째 기능이다. 면역력의 두 번째 기능은 우리 몸 세포의 재생 오류를 감시하는 것이다.

바이러스와 세균을 물리치는 면역력

외부에서 우리 몸으로 들어오는 침입자들은 일차적으로 피부와 점막을 뚫어야 한다. 피부는 견고하므로 잘 뚫리지 않는다. 그래서 손을 자주 썻고 청결을 잘 유지하면 큰 문제가 생기지 않는다. 하지만 점막 구조는 매우 취약하다. 입속, 콧속, 식도, 기도, 폐, 위장, 소장, 대장, 항문, 생식기 등이 모두 점막구조로 되어 있다. 분비물이 나오는 모든 곳이라고 알아두면 이해하기 쉽다. 코로나바이러스는 호흡기로 침투하여 코와 기관지, 폐로 들어오고, 콜레라균이나 비브리오균 같은 식중독균은 소화기 점막을 통해 우리 몸속으로 침입한다.

점막면역계

숨을 쉬는 호흡기, 음식을 먹고 영양분을 흡수하는 소화기에 질병이 가장 많이 발생한다. 얇은 막 하나를 사이에 두고 사람의 몸속과 외부가 분리되어 있어서 까딱 잘못하면 세균과 바이러스에 뚫려버릴 수밖에 없다. 그래서 점액이 중요하다. 점액 속에는 많은 면역물질이 들어있다. 라이소자임 같은 효소는 세균의 세포벽을 녹여버리고, 점액을 분비하여 세균이나 바이러스가 체내로 들어오지 못하게 벽을 만든다. 또한 우리 몸에 이로운 유산균을 길러서 나쁜 유해균의 침투를 막기도 한다. 이것을 '점막면역계'라고 부른다.

스트레스를 심하게 받으면 교감신경이 과흥분한다. 그때 부교감신경은 약해지면서 점액의 분비가 감소하고, 우리 몸의 분비물들이 모두 말라버린다. 그래서 스트레스를 많이 받으면 안구건조증이 오고, 입, 목, 생식기, 피부도 건조해진다. 이렇게 점액이 말라버리면 면역력이 뚝 떨어지게 된다. 그런 이유로 스트레스를 받으면 감기가 잘 걸리고 배탈도 쉽게 나는 것이다. 이렇게 외부의 침입자로부터 몸을 보호하는 것이 바로 면역력의 첫 번째 기능이다.

복제 오류 감시

면역력의 두 번째 기능은 몸의 재생 오류를 감시하는 것이다. 우리 몸은 약 60조 개의 세포로 구성되어 있고, 각각의 세포는 수명이 있다. 위장세포는 3~4일, 대장세포는 6~7일이면 교체된다. 적혈구는 120일이 평균 수명이다. 이렇게 수명이 다한 세포는 면역세포에 의해서 분해되고 영양분으로 재활용된다. 하지만 이렇게 새로운 세포가 복제될 때마다 항상 정확하게 같은 세포로 만들어지지는 않는다. 하루에도 수천 개의 세포가 복제 오류를 일으킨다. 이렇게 복제 오류가 난 세포를 방치하면 암세포가 된다. 이런 오류를 찾아서 파괴하고 치료하는 것이 바로 면역력이다. 면역력이 튼튼해야 암세포가 생기지 않는다.

면역력을 튼튼하게 유지하려면 어떻게 해야 할까?

긍정적인 마인드, 사랑과 용서

사람이 탄 음식을 먹어서 암에 걸리려면 매일 고기를 새까맣게 태워서 수십 년을 먹어야 한다. 담배를 피워서 폐암이 되기까지도 수십 년이 걸린다. 그런데 스트레스는 매일, 24시간 내내, 몇 년 동안 계속 받을 수 있다. 스트레스를 받을 때 나오는 것이 스트레스호르몬이다. 스트레스호르몬이 지속해서 분비되면 면역력이 뚝 떨어져서 감염병에도 잘 걸리고, 염증도 잘 생기고, 암도 더 쉽게 발생한다. 따라서 면역력을 키우려면 스트레스를 받지 않도록 우선 긍정 마인드가 필요하고, 분노와 원망을 멀리하고, 사랑하고 용서하는 마음을 가져야 한다.

운동

면역력을 유지하기 위해서는 운동해야 한다. 운동을 해야 심장과 폐가 기능을 제대로 발휘하고, 근육이 있어야 혈액순환이 잘된다. 움직여야 뇌가 건강하고, 우리 몸의 조절 기능이 강해진다. 면역력도 하나의 조절 기능에 속한다. 사람의 몸은 고정되어 있지 않다. 앞에서 설명한 것처럼 세포분열은 죽을 때까지 일어난다. 오래된 세포는 떨어져나가고 새로운 세포가 시시각각으로 자란다. 그래서 운동을 통해 세포교체를 촉진해야 더 건강하게 살 수 있는 것이다. 운동을 하여 몸속에 쌓인 노폐물을 배출하고, 스트레스호르몬을 태워버리고, 성장호르몬과 성호르몬의 분비를 촉진해야 면역력이 튼튼해진다. 면역력이 필요하다면 오래 앉아있거나 누워있지 말고 끊임없이 몸을 움직여야 한다.

식이요법

면역력을 튼튼하게 유지하려면 적절한 식이요법이 필요하다. 활성산소를 유발하고 염증을 일으키는 술과 담배, 인스턴트 음식을 삼가야 한다. 적극적으로 면역력을 높여주는 음식을 찾아서 먹어야 한다.

면역력을 확실하게 높여주는 약차 재료

가시오가피

가시오가피는 '시베리아 인삼'이라고도 불린다. 러시아 운동선수들이 체력 향상을 위해 많이 먹는다고 알려져 있다. 가시오가피는 간세포 손상을 막아서 간 기능을 강화하는 효능이 있고, 다량의 아칸토사이드Acanthoside 성분이 있어서 뼈를 튼튼하게 해준다. 또한 신진대사를 활발하게 도와서 피로 해소에도 뛰어난 효과가 있고, 중추신경을 진정시켜 스트레스에 대한 저항력을 길러준다. 그런 이유로 한방에서는 노화 방지와 면역력 향상 처방에 빠지지 않는 약재 중 하나다.

상기생

상기생은 다른 나무에 붙어서 영양분을 빨아먹는 기생식물이다. '겨우살이'라고 부르고, 외국에서는 '미슬토'라고 알려져 있다. 주로 항암 식품으로 많이 쓰인다. 독일에서는 한 해에 약 300톤 이상의 겨우살이가 항암제, 고혈압 치료제, 관절염 치료제로 소비된다고 한다. 《동의보감》에는 '상기생은 힘줄과 뼈, 혈맥과 피부를 충실하게 하고, 수염과 눈

썹을 자라게 한다. 요통과 종기와 염증을 치료한다. 임신 중의 하혈을 멈추고, 출산 후에 생긴 병과 자궁출혈을 그치게 한다'라고 기록되어 있다.

겨우살이에는 다당류, 라페올^{Lapeol}, 비스코톡신, 아세틸콜린, 올레아놀릭산, 베타아미린, 렉틴, 플라보노이드 등의 성분이 들어있다. 이 중에서 렉틴이 체내의 유해물질과 싸우는 T임파구의 증식에 중요한 역할을 하고, 비스코톡신은 암세포를 분해하고 T임파구와 백혈구의 활동을 촉진한다. 또 다당류는 자연살해세포를 활성화하고, 알칼로이드는 다양한 종양세포에 강력한 독성효과를 발휘한다.

인삼

인삼은 앞에서 언급을 많이 했으니 참고하자.

가시오가피·상기생·인삼 약차는 면역을 높여준다. 그 효능을 더욱 높여주면서 혈액순환과 소화 흡수를 돕기 위해 생강과 대추를 함께 끓여 마시면 더욱 좋다. 각각의 재료들을 4~8g씩 배합하고 500~1,000cc 물에 끓여 10% 정도 졸이고, 하루 2~3회 100ml씩 복용하면 된다. 다만, 열성 약재가 포함되어 있어서 몸에 열이 많은 사람은 삼가야 한다. 또한 자가면역질환이 있는 사람은 면역력을 너무 자극하면 부작용이 생길 수 있다는 점을 유념하자.

가시오가피·상기생·인삼 약차를 매일 마시면 면역력이 살아난다

❶ 점막면역계: 외부 침입자를 방어

❷ 복제 오류 감시: 내부의 세포분열 오류를 감시

❸ 사랑과 용서: 스트레스가 없어야 건강하다.

❹ 운동: 혈액순환 없이는 건강할 수 없다.

❺ 비법 약차: 가시오가피·상기생·인삼·생강·대추

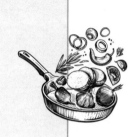

꿀과 선복화차를 매일 마시면 기침, 가래가 싹 사라진다

폐와 기관지에 이상이 생기면 기침과 가래가 나온다. 폐와 기관지는 위장관과 마찬가지로 점막구조로 되어 있는데, 온종일 점액이 분비되어 촉촉하게 유지되고 그 점액으로 외부 침입자를 막아낸다. 위장관과 호흡기의 점액 속에는 IgA라고 하는 면역 글로블린이 들어있다. 이 물질이 외부 세균이나 바이러스와 독소를 중화시키는 역할을 한다. 그래서 점액이 중요하다. 점액이 나오지 않으면 면역 작용을 할 수 없다.

호흡기가 건조하면 증상 악화

호흡기는 건조하면 증상이 더 심해진다. 그래서 겨울에 날씨가 차고 건조할 때 호흡기질환이 더 많이 발생한다. 폐는 숨을 쉴 때 산소를 받아들이고 이산화탄소를 내뱉는데, 온도에 민감하다. 차가운 공기가 폐 속으로 직접 들어오면 폐렴을 유발할 수 있다.

우선 코에서 공기를 덥히는 역할을 한다. 콧속에 혈관이 많고 구조가 복잡한 이유다. 외부 공기가 콧속으로 들어오면 빙빙 돌면서 온도가 올라간다. 또한 콧속에는 분비물도 많다. 폐로 가는 공기의 습도를 높이기 위해 콧물이 항상 촉촉하게 나온다.

가래는 염증 부산물

코가 정상적으로 기능할 때는 문제가 없다. 알러지성 비염이 있는 사람은 콧속 혈관과 점막이 지나치게 부어서 숨쉬기가 힘들거나 분비물이 너무 많이 나와서 문제가 된다. 기관지도 코와 기능이 거의 비슷하여 공기의 습도와 온도를 조절한다. 기관지 점막에는 노폐물을 걸러내기 위해 섬모라는 털이 나 있다. 이 털이 폐에서 입 쪽으로 움직이고 노폐물을 밖으로 배출한다.

우리가 감기나 독감 혹은 폐렴에 걸리면 폐와 기관지에 염증이 생긴다. 그 염증 찌꺼기들이 가래가 된다. 그것들이 폐와 기관지에 그대로 쌓이면 숨이 막혀서 목숨을 잃을 수도 있다. 그래서 이 섬모들이 끊임

없이 가래를 배출한다. 섬모의 운동으로 부족할 때는 기침을 하게 되는데, 강한 압력으로 한꺼번에 노폐물을 제거하는 것이다.

만성 염증으로 노폐물 증가

폐와 기관지에 염증이 없을 때도 노폐물이 생긴다. 우리가 호흡할 때 혈관 속의 노폐물이 폐로 빠져나오고, 주로 밤에 잠잘 때 이 노폐물이 폐 속에 쌓인다. 그래서 아침에 일어나면 가래가 끼는 경우가 많다. 몸속에 만성 염증이 있거나 기저질환이 있어서 혈액이 맑지 못할 때 가래가 더 많이 발생한다.

또한 음식을 먹을 때도 가래가 나올 수 있다. 음식을 먹으면 소화기관이 활성화되어 맛난 음식을 보면 침이 나오고 위산과 소화액, 담즙도 분비되고, 장운동이 활발해진다. 부교감신경 전체가 활성화되므로 같은 부교감신경계인 호흡기의 점막들도 함께 활성화된다. 그래서 위와 식도의 점액이 분비될 때 폐와 기관지의 점액도 함께 분비되어 밥만 먹으면 가래가 나온다는 사람들이 많은 것이다. 물론 건강한 사람은 잘 인지하지 못하는 경우가 많지만, 기저질환이 있거나 신경이 예민한 자율신경실조증 환자들은 꽤 성가시다고 한다. 하지만 이때 나오는 가래는 해롭지 않으므로 뱉지 않고 삼켜도 무방하다. 소화 기능에 의해 모두 재활용되기 때문이다.

꿀은 장기간 보관해도 거의 상하지 않는다. 벌꿀의 주성분은 포도당과 과당이다. 설탕보다 단맛은 더 강하지만 GI지수는 오히려 낮다. 그 이유는 각종 비타민과 미네랄, 아미노산 등 다양한 생리활성 성분이 들어있기 때문이다. 꿀도 혈당을 올리기는 하지만 설탕보다는 조금 천천히 올리기 때문에 건강상 이점이 많다.

꿀이 기침, 가래에 효과가 있는 이유는 항균, 항바이러스, 항진균 작용 때문이다. 꿀은 강력한 항산화 작용으로 폐와 기관지 점막의 노폐물과 독소를 배출한다. 꿀이 직접 폐와 기관지로 들어가지는 못하지만, 위장관을 자극하여 폐와 기관지의 점막을 동시에 활성화하기 때문이다. 또한 꿀의 점성 덕분에 위장관에 많이 머물러 있어서 활성화 자극이 오래 지속되고, 당분이 위장관 점막으로 직접 흡수되어 점막 면역계를 더욱 활성화한다. 그래서 기침이나 가래가 있을 때 꿀물을 한 잔 마시면 편안한 느낌을 받을 수 있다.

Tip 프로폴리스

꿀 속에 들어있는 물질 중에 프로폴리스가 있다. 프로폴리스는 항염증, 항바이러스, 항진균, 항암 작용의 원천이다. 그런데 프로폴리스는 꿀 속에 아주 소량만 들어있어서 효과를 좀 보려면 따로 제품을 구입해 먹어야 한다.

꿀을 장기간 섭취하면 기억력이 좋아진다

꿀은 신경계를 완화하는 효능이 있다. 원래 단맛을 지닌 모든 음식이 신경을 완화하는 작용이 있다. 포도당이 뇌신경에 영양을 공급하기 때문인데 특히 꿀은 그 효능이 강하다. 로이터 헬스의 보도에 따르면 꿀을 장기간 섭취하면 기억력이 향상된다고 한다. 연구에 따르면 20g 의 꿀을 매일 4개월 동안 복용한 여성들은 짧은 기억력 테스트에서 기억할 단어 15개를 받았을 때 한 단어를 추가로 기억하는 것이 발견되었다. 꿀에 함유된 칼슘이 뇌로 더 쉽게 흡수되어 뇌 기능을 돕고 기억력이 향상되는 효과가 있다. 결과적으로 집중력도 길러주기 때문에 시험이나 중요한 발표 전에 꿀차를 한 잔 마시면 좋은 효과가 있을 것이다.

꿀은 위장질환에 효과가 있다

꿀은 위장질환에 좋은 것으로 알려져 있다. 속이 쓰리거나 복통이 있을 때 꿀차를 마시면 효과가 있다. 소화불량이나 복부팽만감이 있을 때도 꿀의 항균 작용과 항산화 작용으로 독소와 염증을 제거한다.

필자가 진료하다 보면 당뇨병 때문에 위장질환이 있어도 꿀을 안 먹는 사람들이 꽤 많다. 그 이유를 물어보면 꿀이 혈당을 올려서 부담된다고 한다. 꿀이 혈당을 약간 올리기는 하지만 그 외의 장점이 더 많다는 점을 고려하자.

꿀의 불면증 개선 효과

꿀은 불면증을 개선한다. 꿀이 혈액 내의 인슐린 수치를 증가시켜 세로토닌의 방출을 돕는다. 또한 꿀 속의 당분은 복합 트립토판이 뇌에 더 많이 흡수되도록 한다. 트립토판은 세로토닌의 원료가 되고, 세로토닌은 송과샘에서 멜라토닌으로 대사된다. 트립토판은 우유와 바나나에도 많이 들어있다.

기침과 가래를 없애주는 한약재

선복화

선복화는 꿀과 함께 복용하면 기침과 가래를 없애주는 한약재다. 선복화는 금불초라는 식물의 꽃을 말린 것으로 한방에서는 주로 체내의 담을 제거하는데 처방된다. 기침과 가래, 딸꾹질, 트림, 천식, 만성기관지염, 급성 늑막염에 효능이 있고, 가슴이 답답한 증상에도 효과가 있다. 《동의보감》에는 '선복화는 가슴에 담이 뭉쳐서, 침이 아교같이 걸쭉한 것을 삭이고 가슴과 옆구리의 담과 수독을 없앤다'라고 기록되어 있다.

선복화 4~8g을 500~1,000cc 물에 끓이고 10% 정도 졸여 1회 100ml씩 차로 복용하면 된다. 이렇게 만든 선복화차에 꿀을 한두 스푼 타서 하루 2~3회 먹으면 좋다. 다만, 기저질환이 있는 사람은 반드시 의사, 한의사의 지시에 따르는 것을 잊지 말자.

은행

기침, 가래를 없애주는 한약재가 하나 더 있는데 그것은 은행이다. 은행은 하루 10개 이내로 구워 먹거나, 발효시켜서 식초로 만들어 먹는 것이 좋다. 은행은 독이 있어서 생으로 먹거나 과량 복용을 삼가야 한다.

평소 꾸준한 운동으로 폐활량을 높이는 것도 잊지 말자. 폐활량이 커져야 가래가 잘 배출된다.

기침, 가래를 없애주는 비법 약차

❶ 호흡기 증상은 건조하면 악화한다.

❷ 가래는 염증 부산물이다.

❸ 만성 염증이 있으면 가래가 심해진다.

❹ 프로폴리스: 항염증, 항바이러스, 항진균, 항암 작용

❺ 꿀: 기억력 향상, 위장질환에 효과, 불면증 개선

❻ 선복화차와 꿀을 함께 복용하면 기침, 가래 완화

30초 만에
이명이 사라진다

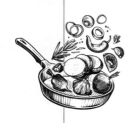

귀에서 소리가 나면 무척 괴롭다. 특히 잠자리에서 귀울림 즉 이명이 시작되면 불면증의 원인이 된다. 이명은 도대체 왜 생기는 것일까? 여러 가지 원인이 있지만 대표적으로 스트레스로 인한 이명과 기저질환이나 노화로 인한 이명을 꼽을 수 있다. 이명이 발생하면 이비인후과를 찾아가서 검사하게 되는데, 대부분 귀에는 큰 이상이 없다는 진단을 받는다. 돌발성 난청이나 이석증을 진단받기도 하지만 뚜렷한 증거를 발견하기 어렵다.

청신경은 필터링이 중요하다

스트레스로 인한 이명은 긴장을 많이 하거나 심리적 압박을 받았을 때 자율신경에 이상이 생겨서 나타난다. 자율신경 중에 교감신경이 지나치게 자극받으면 뇌신경의 청각영역이 흥분하면서 귀 자체의 손상이 없더라도 잡음이 들린다. 우리 눈은 감으면 앞이 보이지 않지만, 귀는 감을 수 없고 늘 열려있다. 그래서 필요 없는 소리는 듣지 않고 꼭 필요한 소리만 골라 듣는 필터링 기능이 중요하다. 그런데 스트레스를 심하게 받으면 이 기능이 작동하지 않는다. 들을 필요 없는 소리까지 모조리 뇌의 청각영역으로 몰려서 소리에 더 민감해지고 잡음이 증가하게 된다.

이명은 노화와 관련이 깊다

오랫동안 기저질환을 앓게 되면 청신경이 약해져서 잡음이 들린다. 청각은 소리를 녹음하는 마이크의 원리와 거의 비슷하다. 성능 좋은 마이크는 잡음이 녹음되지 않는다. 그런데 마이크를 오래 사용하다 보면 노후되고 고장이 나면서 주변 잡음이 섞인다. 젊은 사람도 몸이 피곤하고 마음 복잡해지면 이명이 심해진다. 이명을 치료하기 위해서는 스트레스를 줄이고, 몸과 마음을 건강하게 유지해야 한다.

한방에서는 이명이 있을 때 신장의 기능을 보하는 치료를 한다. 신장의 기능을 보한다는 것은 원기를 보한다는 말과 같다. 콩팥 자체 질환을 말하는 것은 아니다.

단 30초 만에 이명을 줄이는 방법

풍지혈 두드리기

우리 몸의 혈자리 중에 '풍지'라는 곳이 있다. 풍지혈이 이명과 난청을 치료하는 효과 좋은 혈자리다. 뒤통수에 머리카락이 끝나는 지점 살짝 위쪽에 튀어나온 곳의 바로 아랫부분이 풍지혈이다. 목 중앙에서 귀 쪽으로 1.5cm 정도 떨어져 있으며, 좌우 양쪽에 하나씩 있다.

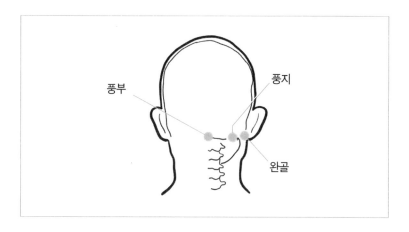

풍지혈을 손가락으로 한 번에 20회씩 툭툭 두드려 주면 된다. 매번 두드리기 전에 이명의 강도가 1~10 중에 어느 정도인지 기록해 두면 좋다. 풍지혈을 하루 5~6회 이상 두드려 주면 효과가 있다.

이명을 치료하는 비법 약차

앞에서 이명을 유발하는 가장 큰 원인은 스트레스와 노화 때문이라고 설명했다. 그래서 마음을 진정시키고 혈액순환을 돕는 약재가 필요하다. 비법 약차의 주재료는 당귀다.

《조선왕조실록》을 보면 조선의 제16대 왕인 인조는 이명이 심했다고 한다. 인조가 "예전부터 귓속에서 매미 소리가 났었다. 그런데 금월 13일 왼쪽 귀에서 홀연 종 치는 소리와 물 흐르는 소리가 났다. 물 흐르는 소리는 작은 소리가 아니라 큰물이 급하게 흐르는 소리다. 어제 아침에도 똑같은 소리가 났다. 침을 맞으면 좀 낫지 않겠는가?"라고 말한 기록이 있다. 인조는 스트레스가 극심했던 모양이다. 필자가 인조의 어의였다면 풍지혈에 침을 놓고 당귀를 주재료로 탕약을 처방했을 것 같다.

당귀는 사물탕의 주재료다. 혈을 보하고 허화를 내리는 작용이 있다. 그래서 심신 피로로 인한 신경의 심한 자극을 치료하여 과도하게 흥분된 청신경을 진정시킨다. 또한 콜레스테롤을 내려 주고, 심혈관질환을 예방하고, 혈액순환을 도와서 통증을 완화하는 진통 작용도 있다.

당귀는 장이 약한 사람의 변을 묽게 하거나 설사를 유발하는 부작용이 있어서 생강과 함께 복용할 것을 권한다. 기운을 좀 더 보강하기 위해서 인삼을 함께 먹으면 효과적이다. 당귀·인삼·생강차를 만들어 먹으면 효능이 뛰어나다. 당귀·인삼·생강을 각각 4~8g씩 배합하고 1,000cc의 물에 끓인 다음 하루 2~3회 100ml씩 복용하면 된다. 다만, 당귀는 자궁을 수축시키므로 임산부는 삼가야 한다.

신경 분산과 근육 움직이기

이명은 귀의 이상이라기보다는 뇌의 청각영역 이상인 경우가 많다. 스트레스, 기저질환, 노화가 이명을 더 심하게 한다. 그래서 뇌신경을 조절하는 것도 좋은 방법이다. 이명이 심할 때는 신경 분산을 해주어야 한다. 이명 소리가 들리기 시작하면 그 소리에 집중하지 말고 음악을 듣거나 영화 또는 드라마를 보는 것이 좋다. 잠잘 때 이명이 시작된다면 평소에 좋아하는 음악을 듣는 것이 신경 분산에 큰 도움이 된다.

또한 이명 소리가 들릴 때마다 근육을 움직이면 청신경의 증폭이 감소한다. 달리기나 축구 같은 격렬한 운동이 아니더라도 소근육만 움직여도 효과가 나타난다. 글쓰기, 그림그리기, 레고 만들기, 염주 돌리기 등도 추천한다.

이명을 치료하는 가장 좋은 방법

1. 청신경은 필터링이 중요: 필요 없는 소리를 걸러낸다.
2. 노화와 관련: 청신경은 일종의 소모품. 낡으면 기능이 약해진다.
3. 풍지혈 두드리기: 이명을 다스리는 대표 혈자리
4. 당귀: 혈을 보하고 진정 작용으로 이명 감소
5. 당귀·생강·인삼차로 이명 진정 효과
6. 신경 분산과 운동으로 이명 감소

레몬밤·시호 약차를
매일 마시면
스트레스 굿바이

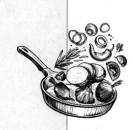

아마도 스트레스 없이 사는 사람은 없을 것이다. 스트레스는 어떻게 극복하느냐가 관건이다. 사실 스트레스는 삶의 동력이기도 하다. 스트레스는 인생에 적당하게 필요하지만 주로 장기적이고 지속적인 스트레스가 만병의 원인이 된다. 그 이유는 자율신경을 교란하기 때문이다. 스트레스는 교감신경을 과흥분시키고, 스트레스호르몬이 과다 분비되면 면역력이 뚝 떨어진다.

스트레스호르몬은 스테로이드호르몬이다

코로나19 감염으로 폐에 염증이 생기면 열이 나고, 기침과 가래가 나오고, 가슴 통증이 생긴다. 이때 생긴 염증을 치료하기 위해 병원에서는 소론도 같은 스테로이드제제를 처방한다. 관절염이 심할 때도 스테로이드제제를 준다. 스테로이드제제는 강력한 염증 제거 효능이 있지만 장기간 복용하면 부작용이 많다. 얼굴이 달덩이가 되는 부종, 고혈압과 당뇨병이 생기기도 하고, 불임증이 되기도 하고, 결정적으로 면역력이 뚝 떨어진다.

우리 몸에서 나오는 스트레스호르몬도 스테로이드호르몬이다. 단기적으로는 스트레스를 이기는 힘을 주고 염증을 치료하지만, 장기간 스트레스호르몬이 나오면 면역력이 떨어져서 감기나 독감에 잘 걸리고, 배탈도 잘 나고, 암세포가 잘 자라는 몸의 환경이 만들어진다.

스트레스호르몬의 분비는 뇌 기능에 의해서 조절된다. 스트레스를 받으면 뇌하수체에서 부신피질자극호르몬[ACTH]이 분비되고, 이 호르몬에 의해 콩팥 위에 있는 부신이라는 곳에서 코티솔이라는 스트레스호르몬이 나온다. 우리가 몸이 많이 지쳤을 때 병원에 가서 검사받으면 부신저하증이라는 진단을 받는데 그것은 부신에서 코티솔 호르몬이 적게 만들어진다는 의미다. 당뇨병이 있을 때 췌장에서 인슐린이 적게 나오는 것과 비슷한 경우다. 그래서 코티솔 호르몬을 직접 처방받기도 한다. 하지만 코티솔 호르몬을 장기간 복용하거나 주사를 맞는 것은 썩 좋은 방법이 아니다. 부작용이 너무 많기 때문이다.

자율신경 이상은 뇌신경 교란

스트레스로 인해 교감신경이 과흥분되면 주로 신경이 과열되는 증상이 나타난다. 신경은 전기선과 같다. 전기선에 과전류가 흐르면 과열되어 불이 나거나 오작동을 일으킨다.

우리 몸에서 신경이 제일 많은 곳이 뇌Brain이다. 뇌신경이 과열되면 두통, 어지럼증이 생기고, 불면증이 온다. 두 번째로 신경이 많은 곳은 심장이다. 스트레스를 받으면 혈압이 올라가고, 심장이 두근거리고, 흉통이 생긴다. 세 번째로 신경이 많은 곳은 비뇨생식기다. 스트레스를 받으면 방광염, 전립선염이 생긴다.

교감신경이 과흥분하면 부교감신경이 약해져서 소화장애가 따라온다. 위장, 소장, 대장은 모두 부교감신경에 속하기 때문이다. 분비샘의 대부분이 부교감신경에 속한다. 부교감신경이 약해지면 분비샘들이 말라버린다. 그래서 눈물샘이 말라서 안구건조증이 되고, 침샘이 말라서 구내염이 생기고, 위장의 분비샘이 말라서 위염이 생기고, 생식기의 샘이 말라서 질건조증이 발생한다. 교감신경이 과흥분되고 부교감신경이 약해져서 장의 신경이 예민해지는 경우도 있다. 그래서 과민성대장증후군이 생기고, 빈뇨가 생기는 과민성방광증후군도 발생한다.

스트레스 극복은 운동, 긍정 마인드가 최고

운동은 스트레스호르몬을 모두 태워버린다. 운동신경이 좋아지면 자율신경도 함께 좋아진다. 운동 다음으로 스트레스를 극복하는 좋은 방법은 긍정 마인드를 유지하는 것이다. '그래, 그 정도는 너한테 양보할게.' '네가 행복해진다면 기꺼이 그렇게 해줄게.' '사랑하는 가족이 있어서 행복해.' 이렇게 긍정적으로 생각하면 스트레스가 질병으로 발전하지 않는다.

스트레스로 인한 질병이 잘 생기는 사람은 따로 있다. 주로 완벽주의 성향이 있거나, 책임감이 강한 사람들이다. 거짓말 잘하고, 새치기 잘하고, 돈 빌려 가서 갚지 않고, 세상과 적당히 타협하면서 사는 사람들은 스트레스로 인한 질병에 잘 걸리지 않는다.

스트레스를 싹 날려버리는 약차 재료

레몬밤

레몬밤은 토종 약재는 아니고 서양에서 들어왔다. 사실 레몬과도 관련 없는 허브약초다. 레몬 향이 난다고 해서 레몬밤이라고 부른다. 레몬밤은 탄닌, 플라보노이드, 로즈마린산, 유제놀과 폴리페놀 그리고 소량의 비타민, 구리, 아연 등 미네랄이 주성분이다. 이 중에서 로즈마린산이 강력한 항산화 작용을 한다. 라벤더나 로즈마리에도 로즈마린산이 들어있다. 레몬밤에는 다른 허브들보다 20배나 많은 로즈마린산이 들어있다고 한다. 로즈마린산이 내장지방 세포에 영양분을 공급하는 신생혈관을 차단하여 다이어트에 효과가 있다.

레몬밤은 특히 신경안정에 효과가 뛰어나다. 그래서 불면증에 많이 쓰이고, 스트레스로 인한 몸의 긴장을 풀어주는 효과가 있다. 이와 함께 담즙산을 분비하는 효능도 있어서 소화 기능 향상에 도움이 된다.

시호

시호는 미나리과의 여러해살이풀로서 뿌리를 약용으로 사용한다. 시호는 우리 몸의 열을 내리는 효능이 탁월하다. 감기로 미열이 있거나 스트레스로 인해 울화가 치밀 때 많이 처방된다. 해열 작용 외에도 진정 작용, 진통 작용, 염증을 제거하는 항염증 작용도 있다. 그래서 스트레스가 많은 현대인에게 필수적인 약재다.

시호는 갱년기로 인한 상열감과 매사에 짜증나고 화나는 것을 참지 못하는 분노조절장애에도 활용할 수 있다. 또한 시호는 신경성으로 오는 고혈압, 지방간, 위장 장애에도 효과가 만점이다. 행복호르몬인 세로토닌의 분비를 조절하기 때문에 우울증에도 도움이 된다.

시호는 끓여서 차로 만들면 맛이 약간 쓰다. 또 성질이 냉해서 복통이나 설사를 유발할 수 있다. 그래서 소화와 흡수를 돕는 생강과 대추를 함께 끓여서 약차를 만들면 좋다.

레몬밤은 인터넷 검색을 해보면 분말이나 정제로 판매되고 있다. 분말로 구입하여 약차에 타서 먹어도 되고, 약차와 함께 정제를 복용해도 무방하다.

시호 4~8g과 생강과 대추 각각 2~4g을 500~1,000cc 물에 끓여 10% 정도 졸이고, 매일 100ml 정도를 레몬밤과 함께 2~3회 복용하면 된다.

스트레스를 해소하는 비법 약차

① 스테로이드제제 복용이 면역력을 떨어뜨린다.

② 스트레스호르몬이 스테로이드호르몬이다.

③ 자율신경 이상: 뇌신경을 과열시킨다.

④ 스트레스 극복에는 운동, 긍정 마인드가 최고

⑤ 레몬밤: 로즈마린산이 신경안정 효과

⑥ 시호: 해열, 진정, 진통 작용

⑦ 비법 약차: 레몬밤·시호·생강·대추

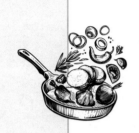

인공눈물 없이
안구건조증이
싹 사라지는
비법 약차

눈은 예민하고 신경이 많아서 조금만 불편해도 괴롭다. 안과 질환은 결막염, 각막염, 백내장, 녹내장, 황반변성 등이 있는데, 이들의 공통점은 염증성 질환이라는 것이다. 눈 건강에 관련된 염증성 질환 말고도 우리를 괴롭히는 질환은 안구건조증이다. 안구건조증의 원인은 눈물이 부족하거나 눈물이 지나치게 많이 증발하기 때문이다.

백내장, 녹내장, 황반변성

녹내장, 황반변성은 세균이나 바이러스 때문에 생기는 경우는 드물다. 눈의 안쪽에 있어서 외부 물질이 침투하기 어렵다. 그 대신 혈관이 많이 발달해 있다. 녹내장은 어떤 원인에 의해 안구의 압력이 증가하여 시신경에 염증이 발생하는 것이고, 황반변성은 망막에 염증이 생겨서 시신경이 손상된 것이다. 이런 말초혈관과 말초신경에 염증을 유발하는 가장 큰 원인은 바로 당뇨병 때문이다. 혈관 내에 당이 증가하면 점성이 높아지고 혈액의 흐름이 나빠진다. 그래서 여러 가지 혈관성 질환들이 생긴다. 백내장도 마찬가지다. 수정체에 혈관이 붙어 있는 것은 아니지만 수정체 주변을 흐르는 체액이 탁해져서 미세염증이 생기고 수정체가 혼탁해진다.

속썩은풀은 눈 염증 제거

눈을 건강하게 보존하기 위해 제일 먼저 할 일은 모세혈관에 염증을 유발하는 원인을 제거하는 것이다. 눈과 관련된 염증을 치료하는 약물이 황금이다. 황금은 한약명이고 시중에서는 속썩은풀이라고 한다. 주로 인체 상부의 염증을 치료하는 효능이 있어서 중이염과 비염, 두통 등에 두루 처방한다. 특히 안과 질환에 효과가 있다. 고혈압을 완화해주고 안압을 내려주어 눈 주변의 염증을 치료한다. 황금의 주요성분인 바이칼린이 이런 역할을 한다. 또한 바이칼린은 AMPK 경로를 활성화하여 간에서 포도당 신생을 억제하고 당뇨병을 예방한다. 그래서 당뇨병성 황반변성에도 효과가 있다.

루테인, 지아잔틴이 황반변성 예방

눈과 관련된 영양소 중에 가장 주목을 받는 것이 루테인과 지아잔틴이다. 루테인과 지아잔틴은 모두 황반을 구성하는 영영소이자 카로티노이드 색소의 일종이다. 황반과 수정체를 자외선으로부터 보호하고, 산화스트레스와 청색광으로부터 시신경을 보호하여 퇴행성 황반증과 노인성 백내장을 예방한다. 달걀노른자에 루테인과 지아잔틴이 풍부하다. 또한 옥수수, 케일, 시금치, 완두콩에도 많이 들어있다.

비타민A도 눈 건강에 중요하다. 망막에서 빛을 감지하고 사물을 인식하도록 하는 로돕신 생성에 비타민A가 필요하기 때문이다. 비타민A는 당근, 브로콜리, 시금치, 호박, 고구마, 달걀에 많이 들어있다. 그외에 비타민C, E, B2도 필요하다. 비타민C와 E는 백내장을 예방하고 황반 결손과 시력 향상에 꼭 필요한 영양소다. 비타민B2는 망막 색소의 중요한 성분으로 빛의 변화에 적응하는 것을 도와준다. 비타민B2가 결핍되면 눈이 빛에 민감해지고, 감염이 잘 생기고, 눈이 쉽게 피로해진다. 브로콜리, 시금치, 버섯, 망고, 아스파라거스를 많이 먹으면 효과적이다.

아연도 눈에 중요한 영양분이다. 아연은 망막의 건강 유지에 필수적이다. 항산화제 역할을 하여 황반변성과 백내장을 예방하고 면역기능을 향상시킨다. 굴과 콩을 많이 먹으면 도움이 된다.

안구건조증의 원인은 염증, 노인성, 스트레스

눈 건강에 관련된 염증성 질환 말고도 우리를 많이 괴롭히는 질환은 안구건조증이다. 안구건조증의 원인은 눈물이 부족하거나 눈물이 지나치게 많이 증발하기 때문이다. 눈이 완벽하게 작동하기 위해서는 눈물이 나와야 한다. 끊임없이 흐르는 눈물이 눈 앞쪽 각막을 씻어내야만 깨끗한 시야를 확보할 수 있는데, 눈물이 나오지 않으면 각막이 말라버린다. 그래서 눈이 시리고, 자극이 생기고, 이물감, 건조감이 발생한다.

안구건조증이 생기면 보통 인공눈물을 넣는다. 그런데 인공눈물을 아무리 넣어도 치료가 잘되지 않는다. 왜냐하면 눈물은 하루 24시간 내내 분비되는데 인공눈물은 오랫동안 지속해서 넣을 수 없기 때문이다. 눈물은 눈물샘에서 만들어진다. 눈물샘의 눈물 생산능력이 고장나면 안구건조증이 생긴다. 인공눈물을 넣어도 치료가 되지 않는 이유는 원인은 그냥 두고 임시방편으로 눈물 공급만 하기 때문이다. 안구건조증을 근본적으로 치료하기 위해서는 눈물샘에서 눈물이 잘 만들어지도록 해야 한다.

눈물이 말라버리는 이유는 크게 3가지가 있다. 1) 염증 때문이다. 눈물샘에 염증이 생기면 통증이 심하고 증상이 확연하므로 반드시 안과 치료를 받아야 한다. 2) 기력 저하다. 주로 노인성으로 많이 온다. 눈물샘의 기능이 약해져서 눈물이 만들어지지 않는 것이다. 3) 스트레스성이다. 심한 스트레스로 인해 자율신경에 이상이 생기면 교감신경이 과흥분하고 우리 몸의 모든 샘이 말라버리는데 이때 눈물샘도 말라버린다. 그래서 입 마름과 함께 안구건조증이 오는 경우가 많다.

눈꺼풀에는 기름이 분비되는 기름샘이 있다. 기름이 충분히 분비되어야 눈물이 빨리 말라버리는 것을 방지한다. 필수지방산이 부족하거나, 고지혈증약을 오래 복용하면 기름샘이 말라버리는 경우가 있다. 그래서 좋은 기름을 섭취해야 하고, 고지혈증 관련 약물은 삼가야 한다. 또한 탄수화물 섭취도 줄여야 한다. 탄수화물의 과다 섭취가 모든 염증의 원인이다.

눈 건강에 좋은 비법 약차

눈물샘의 염증과 교감신경의 과흥분으로 눈물샘이 말라버리는 것을 치료하는 약재가 바로 속썩은풀(황금)이다. 그리고 기운이 없어서 혹은 노인성으로 눈물샘에서 눈물 생산이 줄어들 때 특효인 것은 인삼이다. 인삼은 우리 몸의 분비샘이 말라서 진액이 만들어지지 않는 모든 질환에 효과가 있다. 생진지갈(진액을 만들고 갈증을 해소)하는 효능 때문이다. 그래서 잘 낫지 않는 안구건조증에 황금과 인삼을 함께 복용하면 효과가 뛰어나다.

인삼은 특히 노안에 좋다. 갑자기 시력이 떨어지거나 노안이 와서 눈이 침침해질 때 인삼을 먹으면 좋다. 약차로 마셔도 되고, ABC 주스에 수삼을 손가락 한두 마디 정도 분량을 넣어서 매일 갈아먹으면 시력 회복에 도움이 된다.

한약재 중에 구기자가 눈 건강에 아주 좋다. 비타민A와 C, 루테인, 지아잔틴, 베타카로틴이 모두 풍부하게 들어있다. 그래서 구기자와 황금(속썩은풀), 인삼을 각각 4~8g 배합하고, 혈액순환과 소화흡수를 돕는 생강과 대추를 2~4g 추가하면 비법 약차가 완성된다. 500~1,000cc 물에 끓이고 10% 정도 졸인 다음 하루 2~3회 100ml 분량을 복용하자.

눈이 침침하고 건조할 때 먹으면 좋은 약차

❶ 안과 질환은 대부분 염증이 주원인이다.
❷ 속썩은풀(황금): 눈의 염증을 제거하는 약초
❸ 루테인, 지아잔틴: 황반변성 예방
❹ 안구건조증의 원인: 염증, 노인성, 스트레스
❺ 안구건조증에는 인삼이 특효
❻ 비법 약차: 구기자·인삼·황금·생강·대추

복부팽만증에
좋은 약차

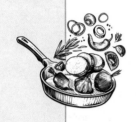

오래전에 모 대통령 후보가 방귀쟁이라고 기사에 난 것을 보았다. 하지만 그분뿐만 아니라 모든 사람은 방귀쟁이다. 좀 덜 나오고 더 나오는 차이가 있을 뿐이다. 방귀가 나오는 것은 사람이 밥을 먹고, 소화를 시키고, 에너지를 얻어야 하기에 당연하다.

필자가 한의원에서 진료하다 보면 배에서 꼬르륵 소리가 너무 심하게 나서 치료하러 오는 사람들이 꽤 많다. 주로 식사 후나 공복에 소리가 나는데, 심하게는 배에서 나는 소리와 가스 때문에 학교나 직장을 그만두는 사례도 있다.

소화관 속 수분의 양

사람은 계속 음식을 먹어야 하므로 장에서 소리가 나는 것은 당연하다. 음식을 녹이고, 부수고, 영양분을 흡수하기 위해서 장이 움직이기 때문이다. 이때 장에서 발생하는 소리를 '장명'이라고 한다. 부글거리는 소리가 난다고도 하고, 꼬르륵거린다고도 하고, 천둥소리가 난다고도 한다.

우리가 음식을 먹으면 가장 먼저 침이 나온다. 침은 하루에 약 1리터가 나온다. 위장에서는 위산이 하루에 약 1.5리터, 췌장에서는 소화액과 중탄산이온이 하루에 약 2리터, 담즙은 1리터 정도 나온다. 그 외로 위장·소장·대장을 보호하는 점액이 하루에 약 4리터 나온다. 또 우리는 물을 하루에 약 1.5~2리터 마신다. 음식에도 수분이 들어있다. 이렇게 하루 동안 먹거나 장에서 분비하는 수분의 양이 거의 10리터가 넘는다. 그런데 우리가 배설하는 대변에 포함된 수분은 200ml가 안 된다. 그렇다면 그 많은 수분이 모두 어디로 간 것일까? 모두 장점막을 통해 흡수되고 소변으로 배설된다. 그래서 장의 혈액순환이 중요하다.

장의 혈액순환이 잘되지 않으면 수분 흡수가 잘 안되어 배 속에서 물소리가 들리고, 음식과 물 사이로 공기가 흐르면서 꾸르륵 소리가 난다. 또한 장내에 수분이 많아지면 팽만감과 답답함도 심해지고, 묽은 변과 설사의 원인이 되기도 한다. 사실 배 속에 음식과 물만 있으면 거의 소리가 나지 않는다. 가스 즉 공기가 있어서 소리가 나는 것이다. 음식과 물이 장을 통과하면서 가스층을 지나갈 때 소리가 난다. 그래서 가스가 잘 차지 않는 사람은 장의 소리도 적게 난다.

혈액순환이 나빠지면 복부팽만감 발생

사람이 건강할 때는 몸이 깃털처럼 가볍다. 그런데 컨디션이 나빠지면 몸이 천근만근 무거워진다. 몸에 매달린 팔, 다리, 머리가 모두 무거워서 지탱하기가 힘들 정도가 된다. 장도 마찬가지다. 장의 혈액순환이 잘될 때는 위장이 있는지, 대장이 어디 있는지 알지 못한다. 알 필요도 없다. 하지만 소화 기능이 나빠지고 장의 혈액순환이 잘 안되면 온종일 위와 장의 존재가 느껴진다. 위와 장이 부어있는 느낌이 들고 속이 답답하다. 그것이 바로 복부팽만감이다. 꼭 음식을 많이 먹어야 팽만감이 느껴지는 것은 아니다. 위와 장의 혈액순환이 나빠지면 복부팽만감이 생긴다. 또한 위와 장의 기능이 나빠지면 소화장애가 발생한다. 그래서 음식이 불완전 소화되고, 가스는 더 많이 배출된다.

위와 장은 스트레스의 영향을 많이 받는다

스트레스가 심해져서 자율신경의 균형이 무너지면 위와 장의 운동성이 약해진다. 특히 위장은 멈춰버리는 경우가 많다. 그래서 스트레스를 받으면 체하게 되고 명치가 답답해지는 것이다. 스트레스가 심할 때 장은 기본적으로 기능이 약해지고 과민해지는 경우가 많아서 장이 더 활발하게 움직이면서 장에서 소리가 나고 가스 배출이 증가한다. 따라서 가스가 발생하는 복부팽만증을 치료하기 위해서는 제일 먼저 위와 장의 혈액순환을 돕는 것이 중요하다. 특히 위산의 분비를 증가시키는 것도 중요한데, 위산의 분비가 약해지면 소장세균과다증식증 같은 질병이 발생할 수 있다. 원래 장내세균은 대장에 주로 서식한다. 그런데 위장에서 위산 분비가 약해지면 음식물에 포함된 세균들이 죽지 않고 소장으로 내려와서 과다 증식을 하게 된다. 이때 가스 발생과 팽만감이 더 심해진다. 그래서 제산제를 과다 복용하면 소장세균과다증식증이 더 쉽게 발생할 수 있다.

비법 약차의 재료

고량강

장내 유해균을 제거하고, 위와 장을 따뜻하게 하고, 혈액순환을 돕는 가장 좋은 약재는 고량강이다. 고량강은 생강과의 약초다. 생강보다 조금 더 붉은빛을 띠고 있다. 색이 붉어서 생강보다 화의 기운이 더 많다. 그래서 위장의 혈액순환이 약해서 차게 느끼거나, 위산의 분비가 약해서 소화 기능이 떨어질 때 탁월한 효능이 있다. 그 대신 열성이 강하여 우리 몸의 진액을 소모할 수 있으므로 대추나 꿀 혹은 결명자와 함께 먹는 것이 좋다. 고량강은 항균·항진균 작용도 강해서 장내 유해균을 없애주고 콜레스테롤을 감소시키는 작용도 한다. 생강과 마찬가지로 항경련 작용이 있어서 속이 메슥거리거나 메스꺼울 때도 효과가 있다.

회향

위와 장의 혈액순환을 돕고 장내가스를 제거하는데 도움이 되는 약재는 회향이다. 회향은 미나리과의 다년생 허브다. 회향의 성숙한 열매를 약용으로 쓴다. 회향은 요리할 때 향신료로도 많이 사용하는데, 펜넬이라고 알려져 있다. 회향은 주로 소화장애를 개선하고 복부팽만감을 줄이는 효능이 있다. 회향에는 비타민C가 풍부해서 피부 콜라겐의 생성을 돕고, 또 강력한 항산화 작용으로 혈관벽을 보호한다. 회향은 위와 장의 염증을 감소시키고, 위산과 소화액의 분비를 촉진해서 소화장애와 복부팽만을 개선한다. 그래서 복통이나 설사, 장염, 과민성대장증후군의 치료에 회향을 많이 쓴다.

고량강과 회향을 함께 복용하면 위와 장의 혈액순환 장애로 인한 가스 발생을 줄이고 소화 흡수를 도와서 장에서 발생하는 소리와 복부팽만증을 개선할 수 있다. 고량강과 회향을 각각 4~8g씩 500~1,000cc 물에 끓이고 10% 정도 졸여서 하루 100ml씩 2~3회 복용하면 좋다. 회향과 고량강은 조금 맵기 때문에 대추와 결명자 4~8g을 함께 넣어서 끓이거나 꿀을 조금 타면 편하게 먹을 수 있다.

복부팽만증에 좋은 약차

❶ 혈액순환이 나빠지면 수분 흡수에 문제가 생긴다.
❷ 스트레스가 위장을 멈추고 장을 과민하게 만든다.
❸ 고량강: 소화관의 혈액순환을 돕는다.
❹ 회향: 소화장애를 개선하고 복부팽만을 감소시킨다.

기운 없고 우울하고 짜증날 때 마시는 아답토젠 약차

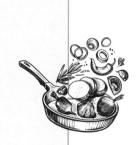

사람이 살면서 늘 행복할 수는 없다. 어느 때는 우울하고 짜증나고 또 어느 때는 즐겁고 행복하다. 즐거울 때와 우울할 때의 차이는 뭘까? 필자는 사람의 뇌 상태 차이라고 말하고 싶다. 뇌가 적당히 흥분해 있을 때는 기분이 좋고 행복하다. 반대로 뇌신경이 제대로 기능을 못 하고 있을 때는 우울하고 짜증나고 집중이 안 되고 뭔가 머릿속에 안개가 낀 듯하다. 뇌의 상태가 행복과 불행을 좌우한다.

공부 잘하게 만든다는 약은 각성제다

일부 수험생들이 ADHD 약을 공부 잘하게 만드는 약인 줄 알고 복용한다. ADHD는 주의가 산만하여 가만히 있지 못하고, 집중하지 못하고 충동적인 성향을 보이는 병이다. 그런데 그 병을 치료하는 약으로 각성제를 처방한다. ADHD는 뇌 기능이 약해져서 생기는 병이다. 도파민, 노르에피네프린 같은 신경전달물질이 부족해진 것이 주요 원인이다. 그래서 ADHD 약을 복용하면 이러한 신경전달물질의 수치가 상승하고 집중력도 좋아진다. 우리의 뇌는 약간 흥분해야 제 기능을 발휘한다는 의미이기도 하다. 하지만 이러한 약물의 장기 복용은 뇌신경을 손상시킬 수 있다. 그래서 절대 ADHD 약을 공부 잘하는 용도로 사용해서는 안 된다.

세로토닌은 행복 호르몬

뇌 기능이 흥분하거나 약해지는 상태는 신경전달물질의 분비량에 따라 달라진다. 아드레날린과 세로토닌이 충분히 분비되면 사람의 기분이 좋아진다. 반대로 이들 호르몬의 분비가 감소하면 기분이 처지고 뇌 기능이 떨어진다. 그래서 우울증이 있을 때 병원에 가면 각성제 또는 선택적 세로토닌재흡수억제제SSRI를 처방한다. SSRI는 세로토닌의 생산을 돕는 약이 아니라 이미 만들어진 세로토닌이 재흡수되어서 없어지는 것을 방해한다. 그래서 세로토닌이 뇌신경 세포 사이에 더 오래 머물러 있게 한다. 세로토닌이 장시간 많이 남아있게 하여 신경을 더 흥분시켜 기분이 더 좋아지게 한다.

강한 자극은 신경을 둔감하게 만든다

그런데 사람의 신경은 적응을 잘한다. 냄새가 심한 화장실에 들어갈 때는 거의 기절할 것 같지만, 잠시 지나면 냄새가 거의 나지 않는다. 또 시끄러운 야구장에서 옆 사람과 대화할 때도 조금만 집중해서 이야기하다 보면 야구장의 함성이 들리지 않는다. 이렇게 사람의 신경은 너무 과한 자극을 무시하는 경향이 있다. 그래서 세로토닌이 조금 더 오래 남아있다고 해서 흥분상태가 계속 유지되지는 않는다. 또 하나의 문제점은 이렇게 신경을 장시간 자극하면 오히려 뇌신경의 흥분이 감소하는 부작용이 일어난다. 그래서 성기능이 뚝 떨어지고, 말초신경이 둔감해지고, 웬만한 자극에는 반응하지 않는 목석 인간으로 변해버린다.

행복해야 세로토닌이 나온다

사실 사람이 행복하기 위해서 세로토닌이 필요한 것은 아니다. 우리가 뭔가에 흥분되고 행복해졌기 때문에 세로토닌이 분비되어 나온 것이다. 순서를 바로잡아야 한다. 세로토닌을 먹어야 하는 것이 아니라 흥분된 일을 만들거나 행복한 일을 만들어야 하는 것이다. 그래서 맛난 음식을 먹고, 운동하고, 연애하고, 뭔가에 푹 빠져보라고 권하는 것이다. 스스로 좋아하는 뭔가를 할 때 행복해지고, 뇌신경에서 세로토닌이 펑펑 나오게 된다. 한마디로 우리네 인생은 흥분 호르몬인 세로토닌과 아드레날린을 더 많이 분비하기 위해서 사는 것과 같다.

번아웃증후군

우리를 기운 빠지게 하고 우울하게 하는 가장 주요한 원인은 스트레스다. 사람이 살다 보면 스트레스를 받지 않을 수는 없다. 스트레스를 받으면 코티솔이라는 스트레스호르몬이 나온다. 코티솔이 많이 분비되면 행복 호르몬인 세로토닌의 분비를 감소시킨다. 그래서 스트레스를 받으면 우울하고 짜증이 나게 된다. 이렇게 지쳐서 기운 빠지고, 의욕을 잃고, 우울해지는 질환을 번아웃증후군Burnout Syndrome 또는 부신증후군이라고 한다.

아답토젠은 스트레스를 이겨내는 음식

스트레스를 이겨내는 음식을 아답토젠Adaptogen이라고 한다. 아답토젠은 인도의 전통의학인 아유르베다에서 유래했다. 스트레스로 인해 손상된 인체의 불균형을 조절하고 에너지를 증가시키는 자연강장제를 말한다. 아답토젠은 스트레스로 생겨난 심리적 변화를 정상 상태로 유도하는 성질이 있다. 그래서 적정량을 복용하면 다양한 종류의 스트레스에 대한 보호 능력을 만들고 신체의 모든 기능을 정상화한다. 아답토젠의 효능을 지닌 식물들은 공통적으로 사포닌Saponin, 식물성 스테롤Sterol, 피토엑디스테로이드Phytoecdysteroids 등의 천연물질을 함유하고 있어서 우리 몸의 면역체계를 활성화하고 활력을 증진한다.

가장 대표적인 아답토젠은 인삼이다. 그 외에 아쉬와간다Ashwagandha, 홍경천, 오미자, 강황, 감초, 동충하초 등이 있다. 홍경천은 속썩은풀

(황금)의 뿌리로서 주로 염증을 제거하여 면역력을 높여준다. 이렇게 대부분의 건강식품이 한약재인 경우가 많다. 관절염에 좋은 보스웰리아도 유향이라고 하는 한약재다. 여름철에 더위를 이기는 음료로 잘 알려진 '생맥산'은 인삼, 오미자, 맥문동 3가지로 구성되어 있다. 생맥산도 강력한 아답토젠이 될 수 있다.

인삼·오미자·황금·강황 비법 약차

이 약차는 모두 항스트레스 성분이 들어있는 아답토젠으로 구성된다. 인삼, 오미자, 황금(속썩은풀), 강황을 4~8g씩 동일한 양으로 배합하고 500~1,000cc 물에 끓이고 10% 정도 졸인 후 하루 2~3회 100ml씩 복용하면 스트레스가 싹 사라지고 세로토닌이 펑펑 나온다. 약차의 배합 용량은 기호에 따라 조금씩 바꾸어도 무방하다. 신맛이 싫은 사람은 오미자를 줄이고, 매운맛이 싫으면 강황을 줄이고, 쓴맛이 싫으면 황금의 용량을 줄이면 된다.

> 아답토젠 비법 약차
> ❶ 제멋대로 살면 고통을 맛볼 수 있다.
> ❷ 뇌의 흥분 정도에 따라 행복감이 달라진다.
> ❸ 공부 잘하는 약: 각성제
> ❹ 세로토닌은 행복 호르몬. 행복해야 세로토닌이 나온다.
> ❺ 강한 자극에 장시간 노출되면 신경이 둔감해진다.

❻ 아답토젠: 스트레스를 이겨내는 음식. 인삼, 아쉬와간다, 홍경천, 오미자, 강황, 감초, 동충하초

❼ 비법 약차: 인삼·오미자·황금·강황

묽은 변, 풀어지는 변을
바나나 변으로 만들기

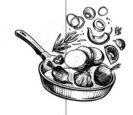

변비나 설사 같은 만성질환이 있으면 가장 원초적인 삶의 즐거움을 빼앗겨서 삶의 질이 나빠질 수밖에 없다. 아무리 맛난 음식을 먹어도 배설을 걱정해야 한다면 즐거움보다는 걱정이 앞서게 된다. 배 속이 늘 불편하고, 팽만감이 따라다니고, 변독이 쌓이다 보면 몸의 컨디션뿐만 아니라 기분도 우울해진다.

설사형 과민성대장증후군

묽은 변, 풀어지고 형태가 없는 변, 가늘게 나오는 변, 찔끔찔끔 나오는 변 등이 하루 3회 이상 나오면 설사형 과민성대장증후군으로 진단한다. 반대로 변비는 3일 이상 대변을 보지 못하고 변이 딱딱하게 굳어지는 형태를 말한다. 너무 자주 화장실을 가는 것도 고통스럽지만, 변비처럼 화장실을 며칠씩 가지 못하는 고통도 심각하긴 하다.

유전 30%, 환경 70%

건강한 아이들의 대변은 바나나 모양, 가래떡 모양으로 나온다. '작은 체구에서 어떻게 저런 굵은 변이 나오는 거지?'하고 놀랄 정도로 어른 팔뚝만 하게 나올 때도 있다. 그런데 아이들은 전혀 문제가 생기지 않는다. 대장과 항문이 건강하고 탄력성이 뛰어나기 때문이다. 사람은 나이가 들면서 장 기능이 약해지면 대변이 뭉쳐지지도 않고 기간이 충분한데도 숙성할 수 없게 된다. 그래서 변이 뭉치지 못하고 풀어진다.

보통 장 기능은 유전인 경우가 많다. 부모님이 장이 약한 경우에 아이들도 대부분 장이 약하다. 하지만 약한 장을 물려받았다고 하더라도 살면서 잘 관리하면 건강한 장을 만들 수 있다. 유전은 내 삶의 30%만 지배하기 때문이다. 나를 둘러싼 환경이 내 운명의 70%를 담당한다. 절대로 부모님 탓을 하지 말자.

과민성대장증후군의 원인

불규칙한 식사와 술

인스턴트 음식을 자주 먹고, 맵고 짠 음식을 주식으로 먹고, 아침 건너뛰고, 야참을 챙겨 먹는 식습관이 과민성대장증후군의 첫 번째 원인이다. 그중에서도 장에 가장 나쁜 것은 술이다. 알코올은 장점막에 도포되어 있는 점액을 씻어낸다. 점액이 충분히 분비되지 못하면 변이 굳어질 수 없다. 또한 장점막을 보호하는 점액이 알코올에 의해서 씻겨 나가면 세균과 바이러스, 독소 등이 곧바로 체내로 침투하여 질병을 유발하고, 장점막이 약해져서 염증도 발생한다. 그래서 장이 더 민감해지고 과민하게 움직여 설사를 유발한다. 술 마신 후에 배탈이 나고 설사를 하는 이유다.

스트레스

장이 나빠지는 두 번째 이유는 스트레스 때문이다. 스트레스를 받으면 교감신경이 과흥분하여 자율신경의 균형이 깨져버린다. 그래서 심장이 뛰고, 머리가 아프고, 근육이 굳어진다. 심하면 불면증도 온다. 그 대신 부교감신경은 약해져서 위장이 멈춰버리고, 대장이 약해지고, 과민해진다. 그 결과 소화가 안 되고, 잘 체하고, 복통이 생기고, 설사를 하는 과민성대장증후군이 된다.

장이 조금 나빠졌을 때는 변의(便意)가 자주 느껴지지 않는다. 그런데 과민성대장증후군으로 발전하면 장이 민감해져서 장에 음식이 조금만 차도 변의가 느껴진다. 과민성방광증후군으로 빈뇨가 생기는 것과 같은 원리다. 그 대신 장의 힘이 약해져서 변을 시원하게 보지는 못하고 뭔가 늘 조금 남아있는 느낌이 든다. 또 화장실을 하루에 3회 이상 가게 되면 변이 장내에서 숙성될 시간이 충분하지 못하기 때문에 변이 굳어지지도 못한다. 그래서 풀어지는 변, 묽은 변이 나오는 것이다.

둥둥 뜨는 변

간혹 환자분들 중에 대변이 변기 속에서 둥둥 뜬다고 말하는 경우가 있다. 하지만 변이 뜨는 것은 심각한 질병에 속하지 않는다. 먹은 음식의 종류가 무게가 가벼운 음식 즉 야채 위주의 식사를 한 이후에 변이 물에 뜨게 된다. 기름기가 많은 음식을 먹어도 변이 물에 뜰 수 있다. 반대로 중금속이 많이 포함된 음식을 먹게 되면 변이 모두 가라앉는다. 예를 들어 스테이크를 먹고 나면 철분 때문에 변이 모두 가라앉게 된다.

과민성대장증후군을 치료하는 약차

금앵자

금앵자는 장미과의 덩굴식물인 금앵자 나무의 잘 익은 열매로서 수렴작용이 강하다. 우리 몸에서 뭔가 기운이 퍼져서 모이지 못하고 새어 나가는 것을 막는 것을 한의학에서는 '수렴시킨다'라고 표현한다.

오래된 기침, 정액이 저절로 새어 나가는 유정, 땀이 저절로 나는 도한, 출혈이 저절로 생기는 부정자궁출혈, 소변이 저절로 나오는 유뇨와 빈뇨, 그리고 변이 저절로 나오는 만성 설사에 금앵자를 많이 처방한다. 금앵자는 탄닌과 다당류, 트리테르페노이드, 사포닌 등의 성분을 함유하고 있다. 평활근 수축 작용이 있고, 신장을 보호하고, 면역력을 증강하고, 항산화 작용이 강하다.

금앵자와 함께 계피, 인삼을 약차로 달여 마시면 설사형 과민성대장증후군에 아주 좋다. 금앵자의 수렴작용과 계피의 혈액순환 작용, 인삼의 보기 작용이 장의 기능을 정상으로 만들어준다.

금앵자, 계피, 인삼을 각각 4~8g씩 500~1,000cc 물에 끓이고 10% 정도 졸여서 하루 100ml씩 2~3회 복용하면 된다. 기호에 따라 꿀을 조금 타서 먹어도 좋다. 여기에 차전자피환 혹은 다시마환을 함께 먹으면 더욱 좋다. 차전자피환과 다시마환의 식이섬유가 변을 더욱 굳게 해준다. 단, 변비가 있거나 발열이 심한 사람은 금앵자·계피·인삼 비법 약차를 삼가는 것이 낫다. 또한 기저질환이 있는 사람은 주치의와 먼저 상의하기를 권한다.

금앵자·계피·인삼 약차와 차전자피환, 다시마환을 먹고 묽은 변, 풀어지는 변을 바나나 변, 가래떡 변으로 만들고 배설의 기쁨을 누려보자.

설사형 과민성대장증후군을 치료하는 약차

❶ 하루 3회 이상 묽은 변을 보는 경우

❷ 유전 30%, 환경 70%

❸ 불규칙한 식사: 특히 술이 장 건강을 해친다.

❹ 스트레스: 자율신경 교란으로 장이 예민해진다.

❺ 비법 약차: 금앵자·계피·인삼

❻ 차전자피환, 다시마환을 함께 복용해야 효과가 있다.

알레르기성 비염을
치료하는 최고의 방법

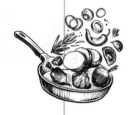

알레르기성 비염으로 고생하는 사람들이 의외로 많다. 환절기만 되면 콧물과 재채기, 코막힘으로 힘들어한다. 눈이 붓고 가렵거나, 햇빛에 과민해지기도 하고, 피부염과 피부 가려움증이 생기기도 한다. 이런 증상이 지속되면 만성피로로 이어진다. 그래서 지르텍 같은 항히스타민제를 달고 산다. 히스타민은 혈관을 확장하고 투과성을 증가시키는 신경전달물질이다.

히스타민이 분비되면 피가 모인다

우리 몸 어딘가에 고장이 나거나, 감염이 되거나, 이물질이 생기면 그것을 치료하기 위해 면역반응이 작동한다. 이때 면역세포를 싣고 나타나는 것이 바로 혈액이다. 혈액 속에 영양분, 산소, 면역세포도 있다. 감염이 되거나 상처가 나면 그것을 고치기 위해서 히스타민이 분비되고, 히스타민 냄새를 맡고 피가 모이고 면역세포가 모인다. 그래서 상처 나고 감염된 곳이 부어오르고 열이 나는 것이다. 피가 뜨겁기 때문이다.

알레르기도 마찬가지다. 알레르기는 우리 몸 세포에 이물질이 들러붙는 것이다. 그래서 그것을 고치기 위해 히스타민이 분비된다. 대부분의 알레르기는 코, 눈, 입 같은 분비선에서 발생한다. 왜냐하면 외부에서 먼지나 이물질이 들어오는 곳이기 때문이다. 이때 히스타민이 분비되면 피가 모인다. 그래서 점막이 부어오르고 이물질을 씻어내려고 분비물이 마구 생산된다. 그래서 콧물이 줄줄, 눈물이 줄줄 흘러나온다. 또 피가 모이면 부어서 열이 나고, 열이 나면 가려워서 재채기를 한다. 피부는 특히 분비선이 적어서 알레르기가 생기면 뾰루지가 생기고 가려움증이 더 심해진다.

그런데 사람 몸이나 자연은 뭐든 좀 오버하는 경향이 있다. 적당히 하면 되는데 아주 과하게 일을 벌인다. 아이 하나를 낳기 위해 한 번에 뿜어내는 정자의 수가 2억 개가 넘고, 새로운 나무 하나를 자라게 만들기 위해 나무가 뿌리는 꽃가루의 수는 상상조차 못 할 정도로 많다. 이렇게 뭐든 양으로 승부하려는 경향이 자연에 있다. 그래서 필요 이상으로 혈액이 모이고 점액이 분비되는 것이 바로 알레르기다.

항히스타민제는 혈액이 모이는 것을 억제한다

이 과함을 조절하는 약이 항히스타민제다. 항히스타민제를 복용하면 히스타민 분비가 줄어들어서 혈액이 덜 모이고, 분비물이 줄어들고, 가려움증이 사라지기 시작한다. 하지만 일반적으로 알레르기는 국소적으로 어느 한 부분에만 생겨나는데 항히스타민제는 전신에 작용한다. 그러므로 너무 오랫동안 과하게 항히스타민제를 복용하면 전신의 혈액순환이 나빠질 수 있다. 몸이 냉해지기도 하고, 소화장애가 생기기도 하고, 장 기능이 약해질 수도 있고, 뇌 기능이 떨어지기도 한다. 체온이 떨어지면서 면역력도 약해진다. 항히스타민제는 꼭 필요할 때만 복용하는 지혜를 발휘하길 권한다.

히스타민 증가: 코티솔 증가, 면역력 저하

히스타민이 많이 분비되면 염증반응이 증가한다. 그래서 스트레스 호르몬인 코티솔도 따라서 분비가 늘어난다. 코티솔은 히스타민의 분비를 감소시키는 작용이 있다. 단기적인 알레르기일 때는 큰 상관이 없지만, 알레르기가 장기적으로 만성이 되면 코티솔 분비가 증가하면서 면역력을 다시 뚝 떨어뜨리는 결과를 초래한다. 그래서 약물 복용을 하지 않고 알레르기를 예방하고 치료할 수 있는 자연 그대로의 방법이 있으면 좋은데, 음식과 약초로 항히스타민 효과를 내고 부작용을 최소화하는 방법을 소개하겠다.

퀘르세틴은 천연 항히스타민

항산화제인 퀘르세틴이 풍부한 음식이 항히스타민 효과가 있다. 퀘르세틴이 히스타민을 만드는 비만세포Mast cell의 작용을 억제하기 때문이다. 비만세포는 과립성 백혈구의 일종으로 우리 몸속의 혈액과 결합조직에 널리 분포하고 있는 세포다. 비만세포는 주로 혈관 주변에 아주 많고, 히스타민 같은 과립형 면역물질을 분비하여 여러 가지 면역작용을 유발한다.

퀘르세틴을 천연 지르텍이라고도 부른다. 비만세포를 억제해서 히스타민 분비를 감소시키고, 점액의 분비를 억제하고, 염증을 차단하기 때문이다. 그래서 퀘르세틴이 풍부한 음식을 많이 먹으면 좋다. 붉은 양파 껍질, 케일, 무, 미나리과의 향신료인 딜dill 등이 퀘르세틴을 풍부하게 함유하고 있다. 사과, 적포도주, 토마토, 브로콜리, 아스파라거스, 녹차에도 퀘르세틴이 풍부하다. 퀘르세틴은 지용성 영양분이어서 복용 시에 올리브오일이나 코코넛오일 혹은 버터를 소량 첨가해서 먹으면 흡수가 더 잘된다. 또한 파인애플에 들어있는 브로멜린Bromelain도 퀘르세틴의 흡수를 도와준다. ABC 주스나 해독 주스를 만들 때 파인애플을 소량 첨가하는 것도 도움이 된다.

비법 약차

　한약재 중에는 지골피와 결명자가 항알레르기 작용을 한다. 지골피는 구기자나무의 껍질을 말린 것으로, 주로 허열을 내리고 염증을 치료하는 작용이 있다. 눈에 염증이 생기거나 비염, 구내염 등에 두루 효과가 뛰어나다. 결명자도 우리 몸 상부의 열을 내리고 염증을 치료하는 데 효과적이다. 그래서 알레르기성 질환에 많이 처방한다.

　지골피와 결명자는 모두 찬 성질이기 때문에 생강과 대추를 약간 첨가하면 좋다. 지골피와 결명자를 4~8g 배합하고, 대추와 생강을 2g 정도 추가하면 비법 약차가 완성된다. 500~1,000cc 물에 끓이고 10% 정도 졸인 후에 하루 2~3회 100ml씩 복용하면 된다.

알레르기성 비염을 치료하는 비법 약차

❶ 히스타민 호르몬: 혈액을 모은다.

❷ 항히스타민제제: 혈액이 모이는 것을 억제한다.

❸ 히스타민 증가: 코티솔 증가, 면역력 저하

❹ 퀘르세틴: 천연 항히스타민, 양파 껍질, 케일, 무, 미나리

❺ 비법 약차: 지골피·결명자·생강·대추

'이것'을 매일 마시면
위무력증이 싹 사라진다

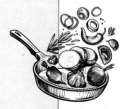

위장이 튼튼한 사람은 위장에서 먹은 음식을 잘 처리하기 때문에 잘 먹는데도 늘 배가 고프다고 한다. 반대로 위장이 약한 사람은 "딱 한 숟갈 더 먹었더니 체했다"라고 말한다. 위장이 약하면 아주 조금만 용량을 벗어나도 탈이 나고, 게다가 배고픔도 거의 느끼지 못한다. 위장은 근육으로 만들어진 주머니다. 이 근육의 힘으로 음식을 부수고 죽을 만든다.

우리 몸의 3가지 근육

우리 몸의 근육은 크게 세 가지다. 1) 팔다리의 뼈에 붙어 있는 골격근. 2) 위장, 소장, 대장과 혈관 등을 구성하는 평활근. 3) 심장근육이다. 골격근을 수의근이라 부르고, 평활근을 불수의근이라고 한다. 우리가 원하는 대로 움직일 수 있는 근육이 수의근이고, 우리의 의지와는 상관없이 저절로 움직이는 것이 불수의근이다.

팔다리 근육은 내가 원하는 대로 움직일 수 있어서 운동도 하고 밥도 먹을 수 있다. 하지만 식도, 위장, 소장, 대장과 혈관은 우리가 원하는 대로 움직이지 않고 저절로 자동으로 움직인다. 음식을 먹으면 식도가 음식을 위장으로 운반하고, 위장에서 소장으로, 소장에서 대장으로 음식물을 수송한다. 이 과정은 자동으로 진행되므로 우리가 전혀 모를 뿐만 아니라 알 필요도 없다. 이것이 바로 자율신경계가 하는 일이다. 밥 먹고 소화하는 과정을 우리가 일일이 관여하고 있으면 사람이 사람답게 살 수 없다. 일하는 도중에 틈을 내서 위장에게 "위산 100ml 분비해라." 소장에게 "음식물 잘 수송해라." 대장에게 "똥 잘 만들어라." 이렇게 일일이 명령하고 있으면 일은 고사하고 TV를 보거나 음악 듣는 일조차 할 수 없다.

스트레스가 위장 운동 방해

소화기관과 자궁, 방광, 혈관 같은 대부분의 내장 기관은 평활근으로 구성되어 있고, 자율신경이 잘 관리하여 저절로 조절되고 있다. 그런데 자율신경에 이상이 발생하면 이런 조절작용이 잘되지 않는다. 스트레스를 받아서 교감신경이 과흥분되면 제일 먼저 위장관의 운동이 영향을 받아서 위장이 잘 움직이지 않거나 대장이 과민하게 움직인다. 또한 신경이 너무 예민해지면 위장과 대장의 움직임이 모두 대뇌에 전달되면서 의식적으로 이 과정을 느끼게 된다. 이것을 신경성 위장질환 또는 과민성대장증후군이라고 부른다.

위무력증

위무력증은 한마디로 위장의 운동이 원활하지 않은 상태다. 위가 자기 할 일을 하지 않고 잘 기능하지 못하는 이유는 크게 3가지다. 1) 앞에서 설명했듯이 자율신경의 조절 이상으로 위장의 기능이 약해진 경우. 2) 가스가 많이 차서 발생하는 복부팽만의 경우. 3) 그야말로 위장의 근육이 약해지는 경우다.

첫 번째, 자율신경의 문제는 앞에서 모두 설명했다. 두 번째, 위장에 가스가 많이 차게 되면 위가 빵빵하게 부어오르면서 답답함을 느낀다. 위장이 하는 일은 식도에서 위장을 거쳐 소장으로 내려가는 일방통행이다. 그런데 위에 가스가 차면 이런 진행이 잘되지 않는다. 이렇게 가스 때문에 위장이 부풀어 있을 때는 가벼운 운동으로 몸을 흔들어 주어야 위장 속에 정체된 음식과 가스가 소장으로 잘 내려갈 수 있다.

앞에서 위가 무력해지는 세 번째 이유는 위장 근육이 약해지기 때문이라고 했다. 이것은 위장의 평활근이 약해진 상태다. 근육이 약해지는 이유는 골격근이나 평활근이나 같다. 너무 많이 사용하면 약해진다. 그래서 과식하거나 염증이나 노화로 인해서 위장이 약해지고, 만성위염이 오래되면 위축성 위염으로 발전한다.

Tip 위축성 위염

위축성 위염은 위장벽 즉 위장 근육이 얇아진 상태를 말한다. 우리가 팔다리에 깁스를 하고 나면 근육이 얇아지듯이 위장의 벽이 얇아지면 힘이 없어진다. 그래서 음식을 조금만 먹어도 답답하고, 아프고, 체하게 된다. 위축성 위염이 있어도 정상적으로 식사를 잘하는 사람이 있는 반면에 위축성 위염 환자의 약 30% 정도는 소화력이 많이 떨어져서 죽만 먹는 경우도 있다. 소화력이 떨어지고 음식 섭취량을 줄이다 보니 체중이 감소하는 경우도 많다. 또한 나이가 들면 온몸의 근육이 모두 조금씩 빠지는데, 이때 위장의 근육도 함께 빠져서 약해진다. 나이가 들수록 소화력이 떨어지는 이유다.

위장의 힘을 길러주는 약재

후박

잘 움직이지 않는 위장을 자극해서 활력을 주는 약재가 후박이다. 후박은 목련과에 속하는 갈잎큰키나무의 줄기 껍질을 약재로 사용한다. 맛이 약간 쓰고 맵다. 한의학에서는 위장이 잘 움직이도록 자극을 주는 것을 '행기' 작용이라고 한다. 위장의 기운을 소통시킨다는 의미다. 후박처럼 향이 강하거나 약간 매운 약재들이 행기 작용이 강하다.

후박은 광범위한 항균 작용이 있어서 장염으로 인한 복부팽만, 급성

장염, 세균성 이질 등에도 효과가 있다. 위산의 분비를 억제하여 항궤양 작용도 한다. 또한 스트레스로 인한 소화불량과 식욕부진에 효과가 있고, 장 경련을 억제하는 효과도 있다. 또 기관지 평활근의 경련을 억제하여 오래된 기침을 멈추게 한다. β-Endesmol 성분이 항히스타민 작용을 하여 알레르기 천식을 완화해준다. 또한 호노키올honokiol 성분이 stat3 유전자의 발현을 억제하여 대장암을 예방하는 효과도 알려져 있다. 호노키올 성분은 강력한 항산화 효과로 비알코올성 지방간을 억제하는 효과도 있다.

인삼

잘 움직이지 않는 위장을 자극해서 움직이게 하려면 위장의 힘을 길러야 한다. 위장의 힘을 길러주는 좋은 약재가 인삼이다. 인삼은 두말할 나위 없이 모든 기운 없는 증상에도 좋다. 그런데 몸에 열이 많아서 인삼을 기피하는 분들이 많다. 하지만 인삼을 먹어서 몸에 열이 나지 않으면 가짜 인삼을 먹은 것이다. 인삼의 효능은 몸에 열을 나게 해서 기운이 생기게 하고, 면역력을 높이는 것이기 때문이다. 37.5도 이상의 고열이 나지 않으면 인삼을 먹어도 무방하다. 대부분 만성질환으로 몸이 약해진 사람은 팔다리가 차고, 가슴 위쪽으로만 허열이 오르는 경우가 많다. 이때는 인삼으로 면역력을 길러주는 것이 오히려 도움이 된다는 점을 알아두자.

비법 약차

후박 4g과 인삼 8g을 배합하고, 위장의 혈액순환과 소화 흡수를 돕는 생강과 대추를 각각 4g 더한다. 각각의 재료를 500~1,000cc 물에 끓이고 10% 정도만 졸이면 비법 약차가 완성된다. 후박·인삼·생강·대추 비법 약차를 하루 100ml씩 2~3회 마시면 위무력증을 예방하고 치료할 수 있다.

> **위무력증에 좋은 비법 약차**
>
> ❶ 위장은 불수의근: 자율신경이 조절
> ❷ 스트레스가 자율신경을 교란: 위장 운동 방해
> ❸ 위무력증: 스트레스, 가스 차는 복부팽만, 위장 평활근 약화
> ❹ 후박: 행기 작용으로 위장 운동 촉진
> ❺ 인삼: 위장의 기운을 올려준다. 허열이 있더라도 복용해야 위장 기능 개선
> ❻ 비법 약차: 후박·인삼·생강·대추를 1일 2~3회 복용

역류성 식도염을
치료하는
생강과 사삼, 맥문동

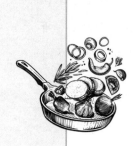

　필자가 진료하다 보면 소화장애 환자보다 역류성 식도염 환자가 더 많은 것 같다. 서양에서는 인구의 약 20~40%가 역류성 식도염을 앓고, 우리나라도 환자 수가 해마다 늘고 있다. 역류성 식도염 치료에 사용되는 약은 대부분 PPI(위산분비억제제)다. PPI는 다양한 위산 관련 질환의 1차 치료제로 널리 사용된다. 그런데 역류성 식도염은 잘 낫지 않는다. 위산 분비만 억제해서는 잘 낫지 않는 것이 바로 역류성 식도염이다.

바렛 식도

위는 쥐어짜듯이 수축하여 위산과 위 속에 들어온 내용물을 혼합한다. 이 과정에서 위산으로 음식물을 분해하고 소화한다. 위장에는 상부와 하부에 위장을 조여서 내용물의 출입을 조절하는 괄약근이 있다. 이 괄약근으로 위장이 움직이는 중에도 위산이 상부인 식도와 하부인 십이지장으로 새어 나가지 않게 한다. 하지만 이 괄약근의 기능이 약해지거나, 혹은 괄약근의 기능으로 감당할 수 없을 정도로 위장 자체의 압력이 올라가면 위산이 새어 나올 수밖에 없다. 이때 식도 쪽으로 위산이 거꾸로 새어 나오는 것이 위산의 역류 현상이다. 이런 질환을 역류성 식도염 즉 위식도역류질환이라고 부른다.

이렇게 위산이 식도 쪽으로 역류하면 위산의 독성 때문에 식도에 손상이 오고 그 후유증으로 여러 가지 불편한 증상이 발생한다. 역류성 식도염은 질병을 앓은 기간이 길어지면서 만성화되면 식도의 내강이 좁아지는 협착 증세가 나타나고, 식도의 주요 구성 성분인 편평상피세포가 원주상피세포로 대체되는 바렛 식도가 발생한다. 바렛 식도는 위장에서 발생하는 장상피화생과 유사한 질환이다. 여기서 조금 더 악화되면 생명을 위협하는 식도암으로 발전할 수 있다.

분문이 약해지면 위산 역류

위장의 위쪽 괄약근을 분문이라고 한다. 분문은 횡격막에 걸쳐 있는

데, 이 부분이 약해지면 장이 고환이나 다리 쪽으로 빠져나가는 것처럼 식도가 빠져나가 버린다. 이것을 식도열공허니아라고 부른다. 이렇게 되면 횡격막의 조임이 느슨해지면서 식도 열공이 넓어지고 위산의 역류가 더 많이 일어나게 된다. 또한 식도의 운동 기능이 떨어지면 역류한 위산이 식도에 오래 남아있으면서 심각한 식도 손상과 함께 염증을 유발한다.

Tip 역류성 식도염의 주요 증상

역류성 식도염의 주요 증상은 목에 이물감이 있거나, 목소리가 변하고, 명치 통증, 흉통과 함께 마른기침을 많이 하는 것이다. 또 꺽꺽거리는 트림이 증가하기도 하고, 장까지 영향을 주어서 배변에 장애가 생기기도 한다.

일반적으로 식도염이 있는 환자는 위장이나 장이 튼튼하지 않다. 그래서 역류성 식도염이 있는 사람은 대개 소화장애나 만성위염, 위축성 위염, 장상피화생을 함께 앓고 있다. 또한 대장이 약해져 있는 경우도 많다. 모두 소화기관에 속하기 때문이다. 보통은 나이가 들면서 노화의 한 증상으로 위장 상부의 괄약근이 약해진다. 그래서 나이가 많을수록 역류성 식도염 환자 숫자가 증가한다.

위장 자체의 압력이 높아지면 위산 역류

앞에서 위장 자체의 압력이 높아져도 역류성 식도염이 발생한다고 했다. 복부비만, 구부정한 자세, 과식, 야식, 폭식, 꽉 끼는 옷 등이 위장 자체의 압력을 높여서 역류성 식도염을 악화시킨다. 단백질이나 기름진 음식처럼 소화하는데 시간이 오래 걸려서 위장에 오랫동안 머무는 음식을 먹어도 위장의 압력이 증가한다.

위산분비억제제(PPI)

역류성 식도염의 치료 처방은 대부분 위산분비억제제다. 이것을 복용하면 당장 위산의 분비가 확 줄어들어 증상 개선이 확실하다. 하지만 역류성 식도염의 모든 원인이 위산은 아니다. 예를 들어 노인성 역류성 식도염의 원인은 위산이 절대 될 수가 없다. 왜냐하면 노인은 위산이 많이 나오지 않기 때문이다. 나이가 들수록 우리 몸의 기능이 떨어져서 모든 물질의 생산량이 감소한다. 그런데 위산을 만들지 못하게 억제하려면 위장의 혈액순환을 차단해야 한다. 그래서 PPI를 장기적으로 복용하면 위장의 기능이 점점 더 나빠지는 악순환에 빠진다. 특히 노인들에게는 이득보다 부작용이 더 많다.

자율신경 이상

또 한 가지 역류성 식도염의 원인으로 자율신경 이상을 들 수 있다. 스트레스가 역류성 식도염을 유발한다. 사람이 정신적으로 긴장하고 스트레스를 받게 되면 자율신경 중의 교감신경이 과흥분하여 식도 점막이 말라붙는다. 식도는 일종의 파이프다. 그런데 수도 파이프처럼 구멍이 늘 열려있는 파이프가 아니라 음식이 지나가지 않을 때는 안쪽이 좁아진 형태로 있다. 그런데 이 식도 안쪽 점막이 말라버리면 들러붙어서 떨어지지 않아 염증이 생기고 이물감이 생기게 된다.

이렇게 자율신경 이상으로 발생한 역류성 식도염은 위산분비억제제가 효과가 없다. 혈액순환이 차단되면서 식도 점막이 더 말라붙게 되는 역효과가 발생할 뿐이다. 그래서 위산이 꿀럭꿀럭 올라오거나, 위산이 역류해서 제대로 눕지 못하는 경우가 아니면 PPI의 장기 복용은 삼가야 한다. 역류성 식도염 초기에 목이 아프고, 속이 쓰리고, 통증이 심할 때만 먹는 것이 좋다.

위장과 식도의 혈액순환이 살아나게 하는 생강

필자는 위장병을 치료할 때 가장 중요한 약재가 생강이라고 누누이 말했다. 식도염에도 생강이 좋다. 생강이 위장과 식도의 혈액순환을 살려주기 때문이다. 위장과 식도의 혈액순환이 살아나야 식도 점막을 보호하는 점액의 분비가 증가한다. 그래야 염증이 감소하고 이물감이 줄어든다. 우리 몸은 혈액순환이 살아나면 자연치유력과 면역력이 생긴다. 그래서 필자는 대부분의 만성질환을 치료할 때 가장 먼저 혈액순환부터 살리라고 말한다. 다만, 통증이 심할 때는 식도의 자극을 줄여야 하므로 생강의 용량을 대폭 줄여서 하면 된다.

사삼, 맥문동은 점액분비를 돕는다

역류성 식도염 치료에 도움이 되는 또 다른 약재는 사삼이다. 역류성 식도염이 오래되면 식도와 후두가 붙어 있어서 역류성 후두염으로 발전한다. 그래서 역류성 식도염과 역류성 후두염 치료에 사용되는 약재가 비슷하다. 필자의 경험에 비추어보면 폐나 기관지 약이 역류성 식도염에 오히려 효과가 좋은 경우가 더 많았다.

사삼은 몸속의 음기를 길러서 폐 기능을 좋게 하고, 가래를 없애고, 기침을 멎게 하는 효능이 있다. 그래서 후두와 식도의 점액분비를 도와서 윤택하게 만들어준다. 사삼에는 사포닌이 풍부하여 염증도 제거한다. 폐렴구균, 연쇄상구균, 인플루엔자에 대한 항균, 항바이러스 작용도 있다.

맥문동도 역류성 식도염 치료에 효과가 좋다. 맥문동은 보음약(補陰藥)이어서 모든 건조한 증상에 도움이 된다. 특히 마른기침에 많이 사용한다. 아주 오래되어 낫지 않는 기침에 맥문동만 달여서 먹기도 한다. 또 맥문동은 위축성 위염처럼 위장벽이 얇아져서 점액분비가 되지 않을 때도 처방한다. 그래서 이물감이 심한 역류성 식도염 처방에도 빠지지 않는다.

비법 약차

잘 낫지 않는 역류성 식도염 치료에 생강·사삼·맥문동 비법 약차 복용을 권한다. 용량은 4~8g씩 1:1로 배합하고 500~1,000cc 물에 끓여 10% 정도 졸이면 된다. 1일 2~3회 100ml씩 복용하고, 꿀을 조금 타면 편하게 마실 수 있다.

역류성 식도염은 근본적인 치료 방법이 없다고 하지만 필자는 그렇게 생각하지 않는다. 역류성 식도염은 적절한 치료와 식습관, 생활습관의 교정으로 충분히 나아질 수 있다. 역류성 식도염은 부자병이라고도 불리는데, 잘 먹고 잘사는 나라에서 많이 발생하기 때문이다. 절대로 과식하면 안 된다. 스트레스도 역류성 식도염의 주요한 원인이므로 긍정적인 생각과 운동으로 스트레스를 충분히 풀어주길 권한다.

역류성 식도염을 치료하는 비법 약차

❶ 역류성 식도염은 매우 흔한 질환이다.

❷ 역류성 식도염이 악화되면 바렛 식도가 된다.

❸ 자율신경 이상: 교감신경이 과흥분하면 식도 점막이 말라붙는다.

❹ 생강: 식도의 혈액순환을 돕는다.

❺ 사삼, 맥문동: 점액분비를 돕는다.

❻ 소식하고, 스트레스받지 않고 운동하면 좋아진다.